全国中等医药卫生职业教育"十二五"规划教材

药品仪器检验技术

（供药剂、药物制剂、药品食品检验专业用）

主　编　闫冬良（南阳医学高等专科学校）

副主编　谢美红（山东省莱阳卫生学校）

　　　　杜学勤（山西药科职业学院）

编　委　（以姓氏笔画为序）

　　　　马纪伟（南阳医学高等专科学校）

　　　　杜庆波（皖北卫生职业学院）

　　　　张　威（郑州市卫生学校）

　　　　赵世芬（北京卫生职业学院）

　　　　赵丽娅（河南煤炭卫生学校）

　　　　鲍　羽（湖北中医药高等专科学校）

中国中医药出版社

·北京·

图书在版编目（CIP）数据

药品仪器检验技术／闫冬良主编．—北京：中国中医药出版社，2013.9
全国中等医药卫生职业教育"十二五"规划教材
ISBN 978-7-5132-1514-5

Ⅰ.①药…　Ⅱ.①闫…　Ⅲ.①药品检定－医疗器械－中等专业学校－
教材　Ⅳ. TQ460.7

中国版本图书馆 CIP 数据核字（2013）第 131716 号

中 国 中 医 药 出 版 社 出 版
北京市朝阳区北三环东路 28 号易亨大厦 16 层
邮政编码　100013
传真　010 64405750
天津市蓟县宏图印务有限公司印刷
各地新华书店经销
＊
开本 787×1092　1/16　印张 12.75　字数 284 千字
2013 年 9 月第 1 版　2013 年 9 月第 1 次印刷
书　号　ISBN 978 - 7 - 5132 - 1514 - 5
＊
定价 29.00 元
网址　www. cptcm. com

全国中等医药卫生职业教育"十二五"规划教材
专家指导委员会

前　言

"全国中等医药卫生职业教育'十二五'规划教材"由中国职业技术教育学会教材工作委员会中等医药卫生职业教育教材建设研究会组织，全国120余所高等和中等医药卫生院校及相关医院、医药企业联合编写，中国中医药出版社出版。主要供全国中等医药卫生职业学校护理、助产、药剂、医学检验技术、口腔修复工艺专业使用。

《国家中长期教育改革和发展规划纲要（2010－2020年）》中明确提出，要大力发展职业教育，并将职业教育纳入经济社会发展和产业发展规划，使之成为推动经济发展、促进就业、改善民生、解决"三农"问题的重要途径。中等职业教育旨在满足社会对高素质劳动者和技能型人才的需求，其教材是教学的依据，在人才培养上具有举足轻重的作用。为了更好地适应我国医药卫生体制改革，适应中等医药卫生职业教育的教学发展和需求，体现国家对中等职业教育的最新教学要求，突出中等医药卫生职业教育的特色，中国职业技术教育学会教材工作委员会中等医药卫生职业教育教材建设研究会精心组织并完成了系列教材的建设工作。

本系列教材采用了"政府指导、学会主办、院校联办、出版社协办"的建设机制。2011年，在教育部宏观指导下，成立了中国职业技术教育学会教材工作委员会中等医药卫生职业教育教材建设研究会，将办公室设在中国中医药出版社，于同年即开展了系列规划教材的规划、组织工作。通过广泛调研、全国范围内主编遴选，历时近2年的时间，经过主编会议、全体编委会议、定稿会议，在700多位编者的共同努力下，完成了5个专业61本规划教材的编写工作。

本系列教材具有以下特点：

1. 以学生为中心，强调以就业为导向、以能力为本位、以岗位需求为标准的原则，按照技能型、服务型高素质劳动者的培养目标进行编写，体现"工学结合"的人才培养模式。

2. 教材内容充分体现中等医药卫生职业教育的特色，以教育部新的教学指导意见为纲领，注重针对性、适用性以及实用性，贴近学生、贴近岗位、贴近社会，符合中职教学实际。

3. 强化质量意识、精品意识，从教材内容结构、知识点、规范化、标准化、编写技巧、语言文字等方面加以改革，具备"精品教材"特质。

4. 教材内容与教学大纲一致，教材内容涵盖资格考试全部内容及所有考试要求的知识点，注重满足学生获得"双证书"及相关工作岗位需求，以利于学生就业，突出中等医药卫生职业教育的要求。

5. 创新教材呈现形式，图文并茂，版式设计新颖、活泼，符合中职学生认知规律及特点，以利于增强学习兴趣。

6. 配有相应的教学大纲，指导教与学，相关内容可在中国中医药出版社网站

（www. cptcm. com）上进行下载。本系列教材在编写过程中得到了教育部、中国职业技术教育学会教材工作委员会有关领导以及各院校的大力支持和高度关注，我们衷心希望本系列规划教材能在相关课程的教学中发挥积极的作用，通过教学实践的检验不断改进和完善。敬请各教学单位、教学人员以及广大学生多提宝贵意见，以便再版时予以修正，使教材质量不断提升。

中等医药卫生职业教育教材建设研究会

中国中医药出版社

2013 年 7 月

编写说明

本教材是"全国中等医药卫生职业教育'十二五'规划教材"之一，根据"全国中等职业教育教学改革创新工作会议"精神，为适应我国中等医药卫生职业教育发展的需要，全面推进素质教育，培养21世纪高素质的技能型劳动者，由中国职业技术教育学会教材工作委员会中等医药卫生职业教育教材建设研究会组织相关院校的教师精心编写而成。编写原则是：坚持以服务人才培养为目标、以提高教材质量为核心、以学生为中心，贯彻以就业为导向、以能力为本位、以岗位需求为标准的指导思想，体现教育教学改革和教材改革的最新成果，深化教材改革，全面推进素质教育，实施精品战略，强化质量意识，力求发挥教材在提高人才培养质量中的基础性作用。

药品仪器检验技术是中等医药卫生院校的专业基础课程之一，是药品检验技术的延续和药物分析的基础，为满足中等医药卫生人才培养需求而开设的一门新课程。编写本教材，没有现成的教材作参考，因此，在遴选编写内容时，以《中华人民共和国药典》(2010年版)和《药品检验仪器操作规程》(2010年版)为依据，以常用的药品检验仪器的操作技术为主要内容，介绍常用药品检验仪器的基本原理、基本结构、操作规程和检测技术等，力求实用为先、够用为度，兼顾知识的先进性和技术的实用性，着力培养和提高学生的专业知识、实践技能、思维能力和法律意识，引导学生养成严谨的科学态度，力争使本教材贴近岗位、贴近社会，最大程度地符合医药卫生类中职教学实际情况，为学生后续课的学习、适应工作需要或进一步深造奠定基础。

本教材共分十章，主要内容包括药品检验的称量技术、电化学检验技术、光谱检验技术和色谱检验技术等，书后还有实训指导，可供全国中等医药卫生职业院校药剂、制药技术、生物技术制药、药品食品检验等专业使用，还可供中药、中药制药、药品经营与管理等专业以及药品检验技术培训班选用。

在编写过程中，得到了中国中医药出版社及有关院校的领导和老师的大力支持，在此致以诚挚谢意。由于我们水平有限，难免存在缺点和错误，恳请专家和读者提出宝贵意见，以便再版时修订提高。

《药品仪器检验技术》
编委会
2013年7月

目　录

第一章 绪 论

知识要点

1. 基本概念：药品；药品仪器检验技术。
2. 基本知识：药品仪器检验技术的基本内容；药品仪器检验技术的作用。
3. 基本技能：药品仪器检验技术的学习方法。

第一节 药品仪器检验的任务和作用

一、分析化学与药品仪器检验

分析化学分为化学分析和仪器分析两大分支。化学分析是以待测物质的化学性质为基础而建立起来的定性定量分析方法；仪器分析是利用比较复杂或特殊的仪器设备、测量物质的某些物理或物理化学性质参数及其变化来获取物质的化学组成、成分含量或化学结构等信息的分析方法。仪器分析虽然有较为独立的方法原理，但其本身并不是一门独立的学科。许多仪器分析方法依然涉及有关化学分析的基本理论，有的还必须与试样处理、化学分离与富集等手段相结合，才能真正完成分析任务。

药品仪器检验是仪器分析在药品检验工作中的具体应用，包括检测方法、有关理论及实践技能等。药品仪器检验技术可以表述为：在药品检验工作中应用检验仪器的实践技术和技能。实用型的中等药学检验人员，不必研究高深的相关理论，但必须熟练掌握药品检验(包括化学检验和仪器检验)的操作技术，并具备完成工作任务的基本技能。

二、药品仪器检验技术的作用

药品是用于预防、诊断、治疗人的疾病，有目的地调节人的生理机能并规定有适应证或者功能主治、用法和用量的物质，其生产、检验、储存、流通和使用等环节，都有法定的技术规范和标准，因此，药品仪器检验具有很强的专业性、技术性和法律性。药品仪器检验技术是以仪器分析的基本原理和技能为技术基础，以新版《中华人民共和国药典》(简称《中国药典》)或国家药品标准以及《药品检验仪器操作规程》为技术规范，在药品生产、检验、监督等领域进行药品真伪鉴别、杂质检查和有效成分含量测定的学科。学习并掌握药品仪器检验技术，能够更好地实现对药品质量的全面控制，保障人民用药安全有效。

三、药品仪器检验的特点

与药品化学检验相比，药品仪器检验具有如下特点：

1. **灵敏度高、检出限低** 如分光光度法为 $10^{-5} \sim 10^{-8}$g，气相色谱法为 10^{-9}g。

2. **专一性强、选择性好** 如用单晶 X 射线衍射仪可专测晶体结构；用离子选择性电极可测指定离子的浓度等。

3. **准确度较高、精密度好** 药品化学检验一般用常量分析方法对高含量成分进行检测，相对误差小于 0.2%。药品仪器检验一般用微量（或超微量）分析方法对微量（或痕量）成分进行检测，相对误差约为 5%。消除系统误差之后，仪器不受人为因素干扰，检测结果稳定可靠。

4. **操作简便、检测快速** 检验仪器大多采用电子技术和计算机技术，检测易于实现自动化、智能化。

5. **仪器特殊、设备专用** 检验仪器设备复杂、专用，价格比较昂贵，日常维护任务繁重，操作技术要求较高。

第二节 药品仪器检验技术的基本内容

药品仪器检验技术以《中国药典》（2010 年版）和《药品检验仪器操作规程》（2010 年版）规定的、常用的药品检验仪器的操作技术为基本内容，主要包括：

1. **药品检验的称量技术** 介绍电子天平及其操作方法。

2. **电化学检验技术** 介绍 pH 计、电位滴定仪和永停滴定仪及其基本操作方法。

3. **光谱检验技术** 介绍紫外 - 可见分光光度计、红外分光光度计、原子吸收分光光度计和荧光分光光度计及其基本操作方法。

4. **非光谱检验技术** 介绍旋光仪和折光仪及其基本操作方法。

5. **经典色谱检验技术** 介绍柱色谱、纸色谱和薄层色谱的原理及其基本操作方法。

6. **现代色谱检验技术** 介绍气相色谱仪和高效液相色谱仪及其基本操作方法。

7. **其他现代检验仪器** 简单介绍质谱仪、核磁共振波谱仪和毛细管电泳仪及其基本操作方法。

视域拓展

　　《中国药典》（2010 年版）和《药品检验仪器操作规程》（2010 年版）收载的检验仪器有很多种类和型号，例如，紫外 - 可见分光光度计有 31 个型号，高效液相色谱仪有 56 个型号，等等。同一类仪器，操作规程相似，型号不同，操作方法各异，使用之前必须认真阅读使用手册或说明书。

第三节 药品仪器检验技术的发展趋势

随着科技人员整体素质的不断提高、分析化学的飞速发展、精密仪器制造技术的日益成熟和计算机应用技术的纵深渗透，各学科领域之间都产生了积极的相互促进作用，有关药品仪器检验方面的新理论日臻完善、新技术大量涌现，仪器设备更新换代的周期越来越短，各国药典收载新的仪器检验手段越来越多，药品仪器检验技术必将呈现下列发展趋势：

1. 创新检测方法 由于仪器分析方法选择性、灵敏度、精密度和准确度的进一步提高，药品仪器检验技术不断更新，例如，当前研究的重要课题之一就是建立高选择性检测方法和多组分同时检测方法。

2. 检测仪器智能化 计算机技术与检测仪器相结合，不仅能够运算分析结果，而且可以储存检测方法和标准数据，还可以控制仪器的全部操作，实现检测操作自动化和智能化。

3. 联合使用多种检测方法 多种仪器分析方法的联合使用，能够充分发挥每种方法的优势，弥补各自的不足，提高检测能力。例如，高效液相色谱仪与核磁共振波谱仪联用，发挥了前者的"分离"、"定量"功能和后者的"结构探测"、"无损分析"优势，在药物检测和监测方面，不需事先分离就能够测定混合物中的各个组分。

4. 建立在线动态检测 离线的分析检测不能瞬时、直接、准确地反映生产实际和生命环境的情景实况，为了改善这种状况，人们正在努力研究并建立实用而有效的实时、在线和高灵敏度、高选择性的新型动态分析检测和非破坏性检测方法。例如，生物传感器和酶传感器、免疫传感器、DNA 传感器、细胞传感器、纳米传感器等技术的涌现，为完成在线动态检测任务提供了可能性。

总之，药品仪器检验技术正在向快速、准确、灵敏及适应特殊分析的方向迅速发展。

知识链接

随着环境科学、宇宙科学、能源科学、生命科学、临床化学、生物医学等学科的兴起和发展，现代仪器分析已经不再局限于将待测组分分离出来进行测量和表征，而是成为一门尽可能提供更多的物质化学信息的科学，如多维、精细结构、空间排列及瞬态变化等信息，它必将为药品仪器检测奠定坚实的技术基础。

第四节 药品仪器检验技术课程的学习方法

药品仪器检验技术具有很强的实践性，在学习过程中一定要树立准确的"量"的概念，理论联系实际，强化实训操作，勤动脑动手，多思考提问，培养严谨的科学态度和实事求是的工作作风，提高发现问题、分析问题和解决问题的能力。具体来说，要做到以下几点：

1. **抓住主线，注意融会贯通** 弄清各种检测方法的基本原理、仪器设备和主要用途，进而把握其主要特点，处理好局部与整体的关系。例如，针对具体的检测仪器，要知道其结构流程、关键部件、主要用途和操作技术，将基本知识融会贯通。

2. **归纳对比，关注各种检测方法的异同点** 各仪器检测技术之间，彼此存在一定的独立性和差异性，但也有许多共同点；同一种仪器检测技术的不同方法之间必定有差异。例如，检验仪器的种类不同，其原理和操作差别很大，但都需要稳定的电源、用前预热、细心操控、清洁干燥保养等。再例如，同样是紫外－可见分光光度计，测定有色物质使用钨灯，而测定有紫外吸收的物质时应使用氘灯和石英比色杯等。

3. **注重培养自学能力，增强创新意识** 运用所学的知识和技术，对具体的检测对象，选择合适的检测方法进行分析，在实践中巩固和加深所学的知识和技术。注意培养自己拓宽知识面、掌握新方法和新技术的能力，增强自身的创新意识和能力。

同 步 训 练

一、单项选择题

1. 药品仪器检验技术的标准具有（　　　）
   A. 法定性　　　　　　B. 自定性　　　　　C. 有效性　　　　　D. 长久性
2. 掌握药品仪器检验技术的根本目的是（　　　）
   A. 监督药品生产企业　　　　　　　　B. 保障人民用药安全有效
   C. 检查药品质量　　　　　　　　　　D. 管理药品流通市场

二、填空题

1. 药品是用于_____、_____、_____人的疾病，有目的地调节人的生理机能并规定有适应证或者功能主治、用法和用量的物质。
2. 药品仪器检验具有_____、_____和_____。
3. 药品仪器检验技术正在向_____、_____、_____及_____的方向迅速发展。

三、简答题

1. 药品仪器检验有哪些特点？
2. 谈一谈药品仪器检验技术的发展趋势。

第二章 药品检验的称量技术

知识要点

1. 基本理论：电子天平的称量原理。
2. 基本方法：直接称量法；指定质量称量法；减重称量法。
3. 基本操作：电子分析天平的操作规程、保管常识及注意事项。
4. 技能应用：准确称量试样或试剂。

知识链接

称量工具的发展可分为三个阶段，20世纪70年代以前，即"机械分析天平"阶段；20世纪70年代至21世纪初，即"电光分析天平"阶段；21世纪以来，即"电子天平"阶段。目前，大中专院校、科研院所和各个行业的检测机构所使用的称量工具全都是电子天平。

在药品检测工作中，准确称量是含量测定和杂质限量检查的基础，称量的误差能够直接影响检测结果，所以，认识称量工具、掌握称量技术至关重要。

第一节 电子天平的称量原理及操作规程

一、电子天平的称量原理

电子天平的称量原理是电磁力自动补偿电路原理。

根据电磁学知识可知，处于磁场中的通电导体（导线或线圈）将产生一种电磁力，电磁力 F 与磁感应强度 B、通电导体长度 L、电流强度 I、通电导体与磁场夹角 θ 的关系为：

$$F = BLI\sin\theta \qquad\qquad 式(2-1)$$

在电子天平中，天平盘通过支架连杆与线圈连接，线圈置于恒定的磁场内。由于 L 和 B 是一定的，可视为常数，线圈与磁场的夹角为 $90°$，$\sin 90° = 1$，则式(2-1)可表示

为 $F = KI$，其中 K 为常数，也就是说，电磁力的大小与线圈中的电流强度成正比。

在称量时，被测重物的重力 mg 通过连杆支架作用于线圈上，处于磁场中的线圈若有适当的电流通过，线圈产生的电磁力 F，方向向上，就会与天平盘上被称物品的重力 mg 大小相等、方向相反，天平处于平衡状态，被称物品重力（电磁力）与线圈中的电流关系符合 $F = KI$。

在天平盘上添加或除去被称物品时，线圈的位置发生相应的变化，电子天平的平衡状态被打破，其位置检测器将此变化量通过 PID 调节器和放大器转换成线圈中的电流信号，并在采样电阻上转换成与载荷相对应的电信号，使电磁力随之变化并与被测物品的重力相抵消，从而使线圈重新回到原来的平衡状态。通过模数（A/D）转换器，将模拟信号转变为数字信号，再经过数据处理后，以质量数值的形式在显示屏幕上显示出来，这就是电磁力自动补偿电路原理。

视域拓展

电子天平的种类很多，其称量原理相同。药物检测工作中称量试样时常用万分之一天平，也称为电子分析天平，即最小称量值为 0.1mg。质量以克作单位时，能够准确显示至小数点后第四位。电子天平具有自动校正、自动去皮、超载显示、故障报警等功能。有的具有质量电信号输出功能，可与打印机、计算机联用，进一步扩展其功能，如统计称量的最大值、最小值、平均值和标准偏差等。在天平盘上取放被测物质后，几秒钟内能够达到平衡，直接显示读数。因此，电子天平具有体积小、精度高、性能稳定、操作简便、称量速度快、使用寿命长等特点。

二、电子天平的操作规程

1. 调水平　在天平开机前，应检查天平是否水平，观察水平仪，如水平仪水泡偏移，调节水平调整脚，左旋升高，右旋下降，使水泡位于水平仪圆环的中央。

2. 预热　天平在首次接通电源或长时间断电后开机时，需要接通电源预热 20 ~ 30 分钟。

3. 称量　按下【ON/OFF】键，接通显示器，等待仪器自检。当显示器显示的数字稳定之后，自检过程结束，按去皮键【TAR】，即可进行称量。严禁将试样、试剂或药品直接放入天平盘称量。称量完毕，取出被称物，保持天平清洁，关好天平门，先按【TAR】键，再按【ON/OFF】键，关闭显示器，盖上防尘罩，填写使用记录。

三、电子天平的称量方法

电子天平常用的称量方法有直接称量法、指定质量称量法和减重称量法。

1. 直接称量法　此法用于称量某物品的质量。将被称物（称量纸，或干燥洁净的表面皿，或小烧杯）直接放在天平盘中央，关好天平门，显示器读数稳定后，记录读数。

2. 指定质量称量法 也称固定质量称量法,用于称取规定质量值的试样、试剂或药品。在天平盘中央放置盛放试样的容器(称量纸,或干燥洁净的表面皿,或小烧杯),关闭天平门,待天平读数稳定后,按去皮键【TAR】,显示器显示"0.0000"后,打开天平门,缓缓向盛放试样的容器中加入试样,当达到所需质量时停止加样,关上天平门,天平平衡后即可记录所称试样的净质量。操作中不能将试样撒落到容器以外的地方,称好的试样必须定量地转入容量瓶定容,不能有遗漏。

指定质量称量法要求称量精度在 0.1mg 以内。例如,称取 0.5000g NaCl,则允许质量的范围是 0.4999 ~ 0.5001g,超出这个质量范围即为称量不合格。若读数小于 0.4999g,则继续缓缓添加试样,直至符合要求;若读数大于 0.5001g,则所称试样必须弃去,重新称量。

3. 减重称量法 也称递减称量法,用于称量一定质量范围的试样、试剂或药品。减重称量法一般需要三个步骤:

(1) 向洁净而干燥的称量瓶中加入适量试样(一般为称一份试样量的整数倍),盖好瓶盖,用直接称量法准确称其质量,记录读数;或按去皮键【TAR】,读数为"0.0000g"。

(2) 将称量瓶从天平盘上取出,打开称量瓶盖,在洁净的接收容器上方倾斜瓶身,用称量瓶盖轻敲瓶口上沿,使试样慢慢落入容器中。当敲出的试样接近所需量(可从体积上估计或试称重得知)时,一边慢慢将瓶身竖直,一边继续用瓶盖轻敲瓶口上沿,使黏附在瓶口上的试样落回称量瓶,然后盖好瓶盖,再用直接称量法准确称其质量,记录读数。

(3) 计算所称取的第一份试样的质量,即上述步骤(1)的读数减去步骤(2)的读数;或步骤(2)的负读数为所称取第一份试样的质量。

若称取试样质量小于所要求质量范围下限,则重复步骤(2),直至符合要求;若称取试样质量大于所要求质量范围上限,则所称试样必须弃去重新称量。

如果需要称取第二份试样,则另取一个洁净的接收容器,重复步骤(2),或按去皮键【TAR】,显示器显示"0.0000",按照步骤(3)类似的方法,计算所称取的第二份试样的质量。同理,可以称取第三份试样……

在称量过程中,一定要用左手拇指与食指拿住纸条将称量瓶套牢,右手用另一小纸片衬垫称量瓶盖柄打开瓶盖。

 课堂互动

用手直接拿称量瓶及瓶盖,是否产生称量误差?为什么?

第二节 电子天平的保管常识及注意事项

一、电子天平的保管常识

1. 电子天平是高精度测量仪器,应放置在坚固稳定、尽可能水平的平台上,避免受热、震动、阳光直射和电磁干扰，室内应保持干燥、避光。

2. 若较长时间不用天平，应拔去电源线。非检修人员不得随意搬动天平。

3. 应经常查看天平室内和天平箱内的干燥剂是否变色，如果发现硅胶的蓝色变红，应及时烘干再用或更换。

二、电子天平的校正

1. 选择校正模式　首次接通天平电源，应接通电源预热 20～30 分钟。开机时，立即按住【Menu】键不放，2 秒后，出现 set configuration，再放开【Menu】键，按【↓】键 3 次，直到出现 set calibration 后，按回车键，选择校正模式：external（外砝码校正）或 internal（内砝码校正）。

2. 内砝码校正　移走天平盘上所有东西，按住【TAR】键不放，直到出现 calibration 再放手，天平屏幕开始闪烁，约十几秒后，天平屏幕停止闪烁，校正完毕。

3. 外砝码校正　移走天平盘上所有东西，按住【TAR】键不放，直到出现 calibration 再放手，天平屏幕开始闪烁，出现 -100 时，置入 100g 标准砝码，约十几秒后，天平屏幕停止闪烁，移走砝码，校正完毕。

三、使用电子天平的注意事项

1. 使用天平须小心谨慎，取放物品应轻拿轻放。

2. 所称量的物品质量不得超出天平的最大载荷量。

3. 不要把过冷和过热的物品放在天平上称量，应待被称物和天平室温度一致后称量。

4. 天平盘上的灰尘应用软毛刷扫除，天平外壳可用软布擦拭，不可用有机溶剂擦洗。

同 步 训 练

一、单项选择题

1. 电子天平的操作规程一般不包括(　　)

    A. 调水平　　　　　B. 预热　　　　　C. 安装　　　　　D. 称量

2. 在天平盘上取、放被称物时，应该(　　)

    A. 直接用手　　　　B. 动作迅速　　　C. 搬动天平　　　D. 轻拿轻放

3. 称量过程中，天平门应该(　　)

    A. 随手关闭　　　　B. 随手打开　　　C. 开、关均可　　D. 不记读数

4. 电子天平应该放置于(　　)

    A. 潮湿环境中　　　B. 稳固台面上　　C. 阴凉通风处　　D. 强光室内

二、填空题

1. 电子天平的称量原理是_____。

2. 电子天平的称量方法有_____、_____、_____三种。

3. 严禁将试样、试剂或药品直接放入_____称量。

4. 指定质量称量法要求称量精度在_____以内。

三、简答题

1. 称取试样质量大于所要求质量范围上限时，应该怎么办？

2. 谈一谈使用电子天平的注意事项。

第三章　电化学检验技术

■ 知识要点

　　1. 基本概念：电化学分析法；电极电位；指示电极；参比电极；可逆电极；不可逆电极；直接电位法；电位滴定法；永停滴定法。
　　2. 基本理论：能斯特方程。
　　3. 基本方法：两次测量法；电位滴定终点的确定；永停滴定终点的确定。
　　4. 基本技能：酸度计、自动电位滴定仪和自动永停滴定仪的操作方法。
　　5. 技能应用：药品的杂质检查和含量测定。

　　电化学分析法是根据电化学原理和物质在溶液中的电化学性质及其变化而建立起来的一类分析方法。这类方法是将试样溶液以适当的形式作为化学电池的一部分，根据被测组分的电化学性质，通过检测某种电信号（电位、电流或电量等）来求得分析结果的。在药品检测工作中，常用的电化学分析法主要有直接电位法、电位滴定法、永停滴定法和电泳法等。

第一节　电化学基本知识

一、原电池

　　原电池是将化学能转变成电能的装置。

　　以 Cu－Zn 原电池为例，如图 3－1 所示，在两个烧杯中分别放入 $ZnSO_4$ 和 $CuSO_4$ 溶液，在盛有 $ZnSO_4$ 溶液的烧杯中插入 Zn 片，在盛有 $CuSO_4$ 溶液的烧杯中插入 Cu 片，将两个烧杯的溶液用一个装满饱和氯化钾溶液和琼脂的盐桥联接，如果用一个检流计将图 3－1 中两金属片串联起来，则检流计指针发生偏转，说明回路中有电流通过。

　　Cu－Zn 原电池可用电池符号表示为：

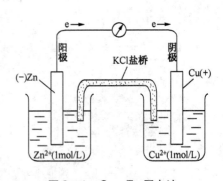

图 3－1　Cu－Zn 原电池

$$(\,-\,)Zn(s)\,|\,ZnSO_4(c_1)\,\|\,CuSO_4(c_2)\,|\,Cu(s)(\,+\,)$$

电极反应为：

负极(Zn)：$Zn(s)\rightleftharpoons Zn^{2+}(aq)+2e$（氧化反应）

正极(Cu)：$Cu^{2+}(aq)+2e\rightleftharpoons Cu(s)$（还原反应）

Cu – Zn 原电池的电池反应为：$Zn(s)+Cu^{2+}(aq)\rightleftharpoons Zn^{2+}(aq)+Cu(s)$

整个原电池的电动势为：$E=\varphi_{(+)}-\varphi_{(-)}$

在电化学中规定，电子流出的电极称为负极，负极上发生氧化反应。电子进入的电极称为正极，正极上发生还原反应。凡是发生氧化反应的电极为阳极，发生还原反应的电极称为阴极。对于 Cu – Zn 原电池来说，Zn 为负极、阳极，Cu 为正极、阴极。

二、电极电位

Cu – Zn 原电池的两个电极用导线连接就会有电流产生，说明在两极之间存在着一定的电势差。在 Cu – Zn 原电池中，金属 Zn 和 Zn^{2+} 溶液构成一个电极，金属 Zn 表面附近的盐溶液中存在一定数量的 Zn^{2+}，金属 Zn 表面保留相应数量的自由电子，形成双电层结构，双电层的存在使金属与溶液之间产生电势差，称为电极电位，也称电极电势，用 $\varphi_{Zn^{2+}/Zn}$ 表示；同理，金属 Cu 与 Cu^{2+} 溶液构成一个电极，产生电极电位，用 $\varphi_{Cu^{2+}/Cu}$ 表示。

（一）标准氢电极

单个电极的电极电位无法测量，但是可以将一个电极电位相对稳定不变的电极即标准电极与该电极组成原电池，测量其电动势，即可测得各种电极的电极电位。国际上统一规定用标准氢电极（standard hydrogen electrode，缩写 SHE）作为标准电极。

标准氢电极是将镀有铂黑的铂片插入氢离子活度为 1mol/L（$a_{H^+}=1mol/L$）的酸溶液中，并在 298.15K 时不断通入压力为 101.33kPa 的高纯氢气，使铂黑电极吸附氢气达到饱和，氢气饱和的铂片和氢离子活度为 1mol/L 的酸溶液之间所产生的电势差就叫做标准氢电极的电极电位，规定标准氢电极的电极电位为零，用 $\varphi_{H^+/H_2}^{\ominus}=0.000V$ 表示。

（二）标准电极电位

电极处于标准状态下的电极电位称为标准电极电位，用 $\varphi^{\ominus}$ 表示。电极的标准状态是指组成电极的离子浓度（严格说是活度）为 1mol/L，气体压力为 101.33kPa，温度为 298.15K，液体或固体为纯净状态。标准电极电位仅取决于电极的本性。测定某电极的标准电极电位时，可在标准状态下用标准氢电极和待测电极组成原电池，通过测量原电池的电动势来求得。

例如，将标准锌电极与标准氢电极组成原电池，测其电动势 $E=0.760V$。根据金属活动顺序表可知，前者为负极，后者为正极，由 $E=\varphi_{(+)}-\varphi_{(-)}$，得标准锌电极的电极电位为 $\varphi^{\ominus}_{Zn^{2+}/Zn}=0.000V-0.760V=-0.760V$。同理可测得铜电极的标准电极电位为 $\varphi^{\ominus}_{Cu^{2+}/Cu}=0.337V$。

三、能斯特方程

标准电极电位($\varphi^{\ominus}$)是在标准状态下测定的，如果在非标准状态下，电极电位就会发生改变。德国化学家能斯特(Nernst)将影响电极电位的因素，如温度和参加电极反应的物质浓度(严格讲应为活度)，概括为定量公式，称为能斯特方程。

例如 Ox/Red 电对，电极反应为：

$$Ox + ne \rightleftharpoons Red$$

能斯特方程式为：

$$\varphi_{Ox/Red} = \varphi^{\ominus}_{Ox/Red} + \frac{2.303RT}{nF}lg\frac{[Ox]}{[Red]} \qquad 式(3-1)$$

式(3-1)中，$\varphi_{Ox/Red}$ 为 Ox/Red 电对的电极电位(V)；$\varphi^{\ominus}_{Ox/Red}$ 为 Ox/Red 电对的标准电极电位；R 为气体常数，8.314J/(K·mol)；T 为热力学温度(K)，273.15 + t℃；F 为法拉第常数，96485C/mol；n 为电极反应中转移的电子数；[Ox] 为电极反应中氧化型一边有关物质浓度的幂次方之积，[Red] 为电极反应中还原型一边有关物质浓度的幂次方之积。

另外还规定，参加电极反应的物质是气体时，其浓度用气体的分压代替；参加电极反应的物质是固体或溶剂时，其浓度为 1。

在 298.15K(25℃)条件下，将有关常数代入式(3-1)，能斯特方程式为：

$$\varphi_{Ox/Red} = \varphi^{\ominus}_{Ox/Red} + \frac{0.0592}{n}lg\frac{[Ox]}{[Red]} \qquad 式(3-2)$$

因此，在 298.15K 条件下，可以根据式(3-2)列出各种电对的电极电位与有关物质浓度之间的关系式，即列出电极反应的能斯特方程。

例如，在 298.15K 条件下，$AgCl(s) + e \rightleftharpoons Ag + Cl^{-}$

$$\varphi_{AgCl/Ag} = \varphi^{\ominus}_{AgCl/Ag} + 0.0592lg\frac{1}{[Cl^{-}]}$$

再如，在 298.15K 条件下，$MnO_4^{-} + 8H^{+} + 5e \rightleftharpoons Mn^{2+} + 4H_2O$

$$\varphi_{MnO_4^{-}/Mn^{2+}} = \varphi^{\ominus}_{MnO_4^{-}/Mn^{2+}} + \frac{0.0592}{5}lg\frac{[MnO_4^{-}][H^{+}]^8}{[Mn^{2+}]}$$

第二节　溶液 pH 的检测技术

检测溶液的 pH，通常用直接电位法，其基本原理是：将一个指示电极和一个参比电极插入待测溶液构成原电池，通过测量原电池的电动势，求得待测组分(氢离子)的浓度，以 pH 的形式显示出来。

一、指示电极和参比电极

(一)指示电极

电极电位随待测离子浓度的变化而变化的电极称为指示电极。测定溶液 pH 一般用玻璃电极(GE)作指示电极。

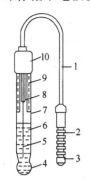

图 3-2　玻璃电极示意图

1. 绝缘屏蔽电缆　2. 电极插头　3. 金属接头　4. 玻璃
薄膜　5. 内参比电极　6. 内参比溶液　7. 玻璃外管
8. 支管圈　9. 屏蔽层　10. 塑料电极帽

玻璃电极的结构如图 3-2 所示。玻璃电极是在一支厚玻璃管下端接一个特殊材料玻璃球膜，其下端薄膜的厚度约为 0.2mm，球中装有一定 pH 的缓冲液，并有一个电极电位已知的参比电极(常用 Ag-AgCl)作为内参比，电极的导线绝缘电阻必须大于玻璃膜电阻 10^3 以上，否则易引起漏电，使读数不稳。

25℃(298.15K)时，玻璃电极的电极电势为：

$$\varphi_{玻} = K_{玻} - 0.0592\,pH \qquad 式(3-3)$$

对于确定的玻璃电极来说，$K_{玻}$ 为常数。可以看出，玻璃电极的电极电势 $\varphi_{玻}$ 与溶液的 pH 呈线性关系。玻璃电极在使用前必须在纯化水或标准缓冲液中浸泡 24 小时以上。

(二)参比电极

在一定条件下，电极电位已知且基本恒定的电极称为参比电极。测定溶液 pH 常用饱和甘汞电极(SCE)作参比电极。

饱和甘汞电极是由金属汞、甘汞糊和饱和 KCl 溶液组成。饱和甘汞电极的结构如图 3-3 所示，电极由内、外两个玻璃套管组成，内管上端封接一根铂丝，铂丝上部与电极引线相连，铂丝下部插入汞层中，汞层下部是汞和甘汞的糊状物，内玻璃管下端用石棉或纸浆类多孔物堵塞。外玻璃管内充满饱和 KCl 溶液，最下端用素烧瓷芯封紧，素烧瓷芯起到盐桥作用。

25℃(298.15K)时，饱和甘汞电极的电极电位为 0.2412V。

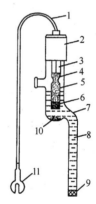

图 3-3　饱和甘汞电极示意图

1. 电极引线　2. 电极帽　3. 铂丝　4. 汞
5. 汞-甘汞糊　6. 棉絮塞　7. 玻璃外管套
8. 饱和 KCl 溶液　9. 石棉丝或素烧瓷片等
10. KCl 晶体　11. 接头

二、酸度计

(一)检测原理

酸度计是用于测定溶液 pH 的仪器装置。即以玻璃电极为指示电极，饱和甘汞电极为参比电极，将两电极一起插入待测溶液构成原电池，通过测量原电池的电动势，求得待测溶液的 pH。

原电池可用电池符号表示为：

（－）玻璃电极（GE）｜待测溶液（X）｜饱和甘汞电极（SCE）（＋）

25℃（298.15K）条件下测定时，原电池的电动势为：

$$E = \varphi_{SCE} - \varphi_{GE} = 0.2412 - (K_{玻} - 0.0592pH) = 常数 + 0.0592pH \qquad 式(3-4)$$

测定溶液 pH 采用两次测量法，即先用与待测溶液 pH_X 相近的已知 pH_S 的标准缓冲溶液与玻璃电极和饱和甘汞电极组成电池，测定原电池电动势 E_S 为：

$$E_S = 常数 + 0.0592\ pH_S \qquad 式(3-5)$$

再用待测溶液替代标准缓冲溶液后测定原电池电动势 E_X 为：

$$E_X = 常数 + 0.0592\ pH_X \qquad 式(3-6)$$

联立式(3-5)和式(3-6)解得：

$$pH_X = pH_S + \frac{E_X - E_S}{0.0592} \qquad 式(3-7)$$

知识链接

在实际应用中，常把玻璃电极和饱和甘汞电极制备成一个整体，称为复合 pH 电极，它由内外两个同心玻璃管构成，内管为常规的玻璃电极，外管为用玻璃或高分子材料制成的参比电极，内盛参比电极电解液，插有 Ag－AgCl 电极，下端为微孔材料，防止内外溶液混合，又起到盐桥作用。把复合电极插入试样溶液中，就组成了完整的电池体系。复合 pH 电极使用方便，测定值稳定。

（二）酸度计

酸度计也称 pH 计，主要由 pH 测量电池（由一对电极与溶液组成）和 pH 指示器（电位计）两部分组成。目前常用的酸度计有雷磁 25 型、PHS－3B 型和 PHS－3C 型酸度计，PHS－3C 型酸度计如图 3-4 所示。

（三）酸度计的操作规程

以 PHS－3C 型酸度计为例，介绍酸度计的操作规程。

1. 电极安装与仪器预热

（1）电极安装 将复合电极安装在电极夹上，拔去短路插头，将复合电极插头插入插孔内，拔下复合电极保护帽，拉下

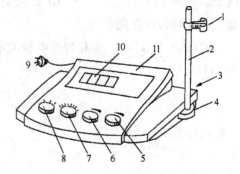

图 3-4 PHS－3C 型酸度计

1. 电极夹 2. 电极杆 3. 电极插口 4. 电极杆插座 5. 定位调节钮 6. 斜率补偿钮 7. 温度补偿钮 8. 选择开关钮(pH/mV) 9. 电源插头 10. 显示屏 11. 面板

橡皮套露出电极上端小孔，用纯化水清洗电极，并用滤纸吸干水分。

（2）仪器预热　接通电源，打开仪器开关，预热 30 分钟。

2. 仪器校准

（1）将【pH/mV】旋钮调至 pH 档。

（2）将仪器的【温度】旋钮旋至待测溶液的温度值。

（3）将【斜率】旋钮顺时针旋转到底，即 100% 位置。

（4）将电极插入与待测溶液 pH 较接近的第一种标准缓冲溶液，轻轻振摇烧杯使溶液均匀，稳定后再读数，调节【定位】旋钮使仪器示值与标准缓冲溶液 pH 值一致。

（5）定位后，取出电极，用纯化水清洗电极，并用滤纸吸干，再插入 pH 约相差 3 个单位的第二种标准缓冲溶液，轻微摇动溶液，使示值稳定，pH 应与第二种标准缓冲溶液 pH 相同或误差应不大于 ±0.02pH 单位。如大于 ±0.02 则调节【斜率】旋钮使仪器示值与标准缓冲溶液 pH 值一致。重复上述操作至仪器示值与标准缓冲溶液的规定数值相差不大于 ±0.02pH 个单位。否则，需检查仪器或更换电极。

3. 测定待测溶液 pH　取出电极，用纯化水清洗电极，再用待测溶液淋洗电极数次，将电极放入待测溶液中，轻轻振摇均匀，待平衡稳定后进行读数，平行测定三次，取平均值，即得。

4. 注意事项　在测量时，电极上端加液口橡皮套应下移使小口外漏，以保持电极内 KCl 溶液的液位差。在不用时，橡皮套上移将加液口套住。

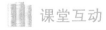 课堂互动

> 用酸度计测定溶液 pH 时，需要经过哪些主要操作步骤？试说明酸度计上定位旋钮和温度旋钮的作用。

三、应用实例

用 pH 计测定溶液的 pH 不受氧化剂、还原剂或其他活性物质的影响，可用于有色物质、胶体溶液或混浊溶液的 pH 测定。在药物检测中常用于注射剂、大输液、滴眼剂等制剂中 pH 和原料药酸碱度的检测。

例如，盐酸普鲁卡因注射液 pH 检查，《中国药典》（2010 年版）规定其 pH 应为 3.5 ~ 5.0，常用酸度计检测其 pH。

盐酸普鲁卡因注射液是一种局麻药，常用稀盐酸调节其 pH，控制 pH 在 3.5 ~ 5.0 范围内。若 pH 过低，其麻醉能力降低，稳定性差；若 pH 过高，则易分解。

课堂互动

> 测定盐酸普鲁卡因注射液 pH，如何选择两种标准缓冲溶液？

第三节 电位滴定检测技术

一、基本原理

滴定时，在待测溶液中插入适当的指示电极和参比电极组成原电池，电池的电动势取决于待测离子浓度。加入的滴定剂与待测溶液发生化学反应，使待测离子浓度不断减小，引起电池电动势不断变化。在化学计量点附近，待测离子浓度发生突变，电池电动势也会发生突变，以此来确定滴定终点。所以，电位滴定法是根据滴定过程中电池电动势的变化来确定滴定终点的分析方法。

确定滴定终点的方法通常有三种。

1. $E-V$ 曲线法　以加入滴定剂的体积 $V(\mathrm{ml})$ 为横坐标，测得的电池电动势 $E(\mathrm{mV})$ 为纵坐标，绘制 $E-V$ 曲线，如图 3-5a 所示，曲线上斜率最大处对应的体积即为滴定终点的体积。对于滴定突跃不十分明显的体系，此法不是很准确。

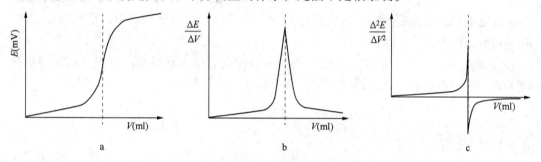

图 3-5 电位滴定法终点的确定

2. $\Delta E/\Delta V - V$ 曲线法（一阶微商法）　以加入滴定剂的体积 $V(\mathrm{ml})$ 为横坐标，连续测定的电动势的变化值与对应的滴定剂体积变化值的比值 $\Delta E/\Delta V$ 为纵坐标，绘制 $\Delta E/\Delta V - V$ 曲线，如图 3-5b 所示，该曲线可视为 $E-V$ 曲线的一阶导数曲线，也称为一阶微商法。曲线最高点对应的体积即为滴定终点的体积。

3. $\Delta^2 E/\Delta V^2 - V$ 曲线法（二阶微商法）　以滴定剂的体积 $V(\mathrm{ml})$ 为横坐标，$\Delta^2 E/\Delta V^2$ 为纵坐标，绘制 $\Delta^2 E/\Delta V^2 - V$ 曲线，如图 3-5c 所示，该曲线可视为 $E-V$ 曲线的二阶导数曲线，也称为二阶微商法。$\Delta^2 E/\Delta V^2 - V$ 曲线具有两个极值，极值对应的体积即为滴定终点的体积。

目前，用电位滴定法对试样进行检测时，常用自动电位滴定仪，检测过程实现了自动化和智能化，仪器能够直接显示滴定终点的体积，无需人工记录数据、绘制曲线。

二、电位滴定仪

（一）仪器装置

电位滴定仪的基本装置由电位计、电极系统、电磁搅拌器、滴定管和反应容器等部件组成,其结构如图3-6所示。目前自动电位滴定仪较为常用,如 Mettler DL 53 型自动电位滴定仪、ZDJ-5 自动电位滴定仪、瑞士万通全自动电位滴定仪。自动电位滴定仪滴定到达终点时,由于电极电位的急剧变化,通过仪器的放大驱动,而使滴定自动停止。国外有些自动化程度更高的仪器不仅可以自动停止滴定,还可以自动处理信号和计算结果,但是价格昂贵。

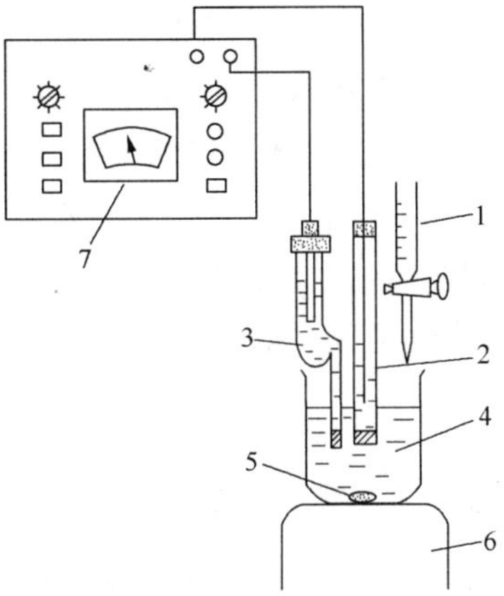

图3-6 电位滴定装置图
1. 滴定管　2. 指示电极　3. 参比电极　4. 待测溶液
5. 搅拌子　6. 电磁搅拌器　7. 电位测量仪

(二)电位滴定仪的操作规程

1. 滴定前的准备工作

(1)称取样品,加溶剂溶解后置烧杯中。

(2)安装好滴定装置后,在烧杯中放入搅拌子,并将烧杯放在电磁搅拌器上。

(3)按表3-1规定方法选择电极系统,并将电极冲洗干净,用滤纸吸干水,将电极连于测定仪上并浸入待测溶液中,搅匀。

表3-1 各种滴定分析法使用的电极系统

方法	电极系统	说明
氧化还原滴定法	铂电极-饱和甘汞电极	铂电极用加有少量三氯化铁的硝酸或用铬酸清洗液浸洗
酸碱滴定法	玻璃电极-饱和甘汞电极	
银量法	银/氯化银电极-玻璃电极	银电极可用稀硝酸迅速浸洗
	银/氯化银电极-饱和甘汞电极	
非水溶液滴定法	玻璃电极-饱和甘汞电极	饱和甘汞电极套管内装氯化钾的饱和无水甲醇溶液。玻璃电极用过后应立即清洗并浸在水中保存
硝酸汞电位滴定法	铂电极-汞/硫酸亚汞电极	铂电极可用10%(g/ml)硫代硫酸钠溶液浸泡后用水清洗。汞/硫酸亚汞电极可用稀硝酸浸泡后用水清洗

2. 仪器设定

(1)终点设定 【设置】开关置"终点",【pH/mV】选择开关置"mV",【功能】开关置"自动",调节【终点电位】旋钮,使显示屏显示设定的终点电位值。终点电位选定后,【终点电位】旋钮不可再动。

(2)预控点设定 预控点的作用是当离开终点较远时,滴定速度很快,当到达预控点后,滴定速度很慢。设定预控点就是设定预控点到达终点的距离。其操作方法如下:

【设置】开关置【预控点】,调节【预控点】旋钮,使显示屏显示设定的预控点数值。例如,设定预控点为100mV,仪器将在离终点100mV处转为慢滴。预控点选定后,【预控点】调节旋钮不可再动。

（3）电磁搅拌　将【设置】开关置"测量"，打开搅拌器电源，调节转速使搅拌从慢速逐渐加快至适当转速。

3. 滴定　启动【滴定开始】按钮，仪器即开始滴定，滴定灯闪亮，滴液快速滴下，在接近终点时，滴速减慢。到达终点后，滴定灯不再闪亮，过10秒左右，终点灯亮，蜂鸣音同时响起，滴定结束。准确记录用去滴定液的读数，根据用去滴定液的体积与浓度，计算待测组分含量。

三、应用实例

电位滴定法具有客观可靠，准确度高，易于自动化，且不受溶液有色、浑浊等因素影响的优点。该法主要用于确定滴定分析的滴定终点，尤其是对于那些滴定突跃较小或没有合适指示剂可以选择的滴定反应，电位滴定法更显示出它的优越性。只要找到合适的指示电极，电位滴定法可用于任何类型的滴定反应。随着离子选择性电极的迅速发展，可选用的指示电极越来越多，电位滴定法在药品检测工作中的应用也越来越广泛。

例如，苯巴比妥含量测定，《中国药典》(2010年版)规定，取本品约0.2g，精密称定，加甲醇40ml使溶解，再加新制的3%无水碳酸钠溶液15ml，照电位滴定法(附录ⅦA)，用硝酸银滴定液(0.1mol/L)滴定。每1ml硝酸银滴定液(0.1mol/L)相当于23.22mg的$C_{12}H_{12}N_2O_3$。

 课堂互动

电位滴定法测定苯巴比妥含量时，应如何选择指示电极和参比电极？

第四节　永停滴定检测技术

一、基本原理

永停滴定法又称双电流或双安培滴定法，它是根据滴定过程中电流的变化确定滴定终点的方法。测量时，将两个相同的铂电极插入待测物溶液中，在两电极间外加一小电压(10~200mV)，在线路中串联一个电流计，随着滴定剂的加入，通过观察滴定过程中电流计指针的变化来确定滴定终点，也可通过记录加入滴定剂的体积V和相应的电流I，绘制$I-V$滴定曲线，确定滴定终点。

在氧化还原电对中同时存在氧化型及其对应的还原型物质的溶液中，如含有I_2和I^-的I_2/I^-溶液中，同时插入两支相同的铂电极，则因两个电极的电位相同，电极间的电位差为零，无电流通过电池。若在两个电极间外加一个小电压，则有电流通过，在两支铂电极上分别发生如下反应：

$$阳极\quad 2I^- = I_2 + 2e$$

阴极　$I_2 + 2e = 2I^-$

如 I_2/I^- 电对，两个电极同时发生电解反应并产生电流，这样的电对称为可逆电对。

若溶液中的电对是 $S_4O_6^{2-}/S_2O_3^{2-}$，同样插入两个相同的铂电极，外加小电压，只有阳极能发生氧化反应：$2S_2O_3^{2-} - 2e = S_4O_6^{2-}$，而在阴极不能发生还原反应，故不电解，无电流产生，这样的电对称为不可逆电对。

永停滴定法就是依据在外加小电压下，溶液中有可逆电对就有电流，无可逆电对就无电流的现象确定滴定终点的。

根据滴定过程中电流的变化情况及 $I-V$ 曲线，终点判断有以下三种情况。

1. 滴定剂为可逆电对，待测物为不可逆电对　以 I_2 溶液滴定 $Na_2S_2O_3$ 溶液为例。在 $Na_2S_2O_3$ 溶液中，插入两支铂电极，外加一小电压，用电流计测量两电极间的电流。在化学计量点前，溶液中只有 I^- 和不可逆电对 $S_4O_6^{2-}/S_2O_3^{2-}$，无电流通过，因此电流计指针无偏转。化学计量点后，稍过量的 I_2 和溶液中的 I^- 构成 I_2/I^- 可逆电对，有电流通过，电流计指针突然发生偏转，而且随着过量的 I_2 的不断加入，通过电流计的电流逐渐增大，$I-V$ 曲线如图3-7所示。

2. 滴定剂为不可逆电对，待测物为可逆电对　以 $Na_2S_2O_3$ 溶液滴定 I_2 溶液为例。在 I_2 溶液中插入两个铂电极，外加一小电压，用电流计测量两电极间的电流。滴定前，溶液中没有 I^-，不存在可逆电对 I_2/I^-，因此无电流通过。滴定开始，溶液中出现了 I^-，即存在可逆电对 I_2/I^-，有电流通过。在滴定过程中，$[I_2]$ 与 $[I^-]$ 相等时电流最大。滴定至化学计量点时，电流降到最小。化学计量点后，继续滴入 $Na_2S_2O_3$，溶液中只有 I^- 和不可逆电对 $S_4O_6^{2-}/S_2O_3^{2-}$，没有电流通过，故电流计指针停在零点附近并保持不动。$I-V$ 曲线如图3-8所示。

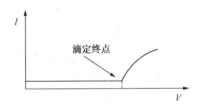

图3-7　I_2 滴定 $Na_2S_2O_3$ 的滴定曲线

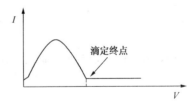

图3-8　$Na_2S_2O_3$ 滴定 I_2 的滴定曲线

3. 滴定剂与待测物均为可逆电对　以 Ce^{4+} 液滴定 Fe^{2+} 液为例，滴定前，溶液中只有 Fe^{2+} 而无 Fe^{3+}，不存在可逆电对，故无电流通过。滴定开始，随着 Ce^{4+} 的滴入，溶液中有 Fe^{3+} 生成，存在可逆电对 Fe^{3+}/Fe^{2+}，故有电流通过，刚开始电流的大小由浓度较低的 $[Fe^{3+}]$ 决定，随着滴定的进行，$[Fe^{3+}]$ 浓度不断增加，因此电流也就逐渐变大，当 $[Fe^{3+}] = [Fe^{2+}]$ 时，电流达最大。继续滴定，$[Fe^{3+}] > [Fe^{2+}]$，电流的大小由浓度较低的 $[Fe^{2+}]$ 决定，由于 $[Fe^{2+}]$ 逐渐降低，故电流也逐渐减少。直至到化学计量点时，溶液中只有 Ce^{3+} 和 Fe^{3+}，不存在可逆电对，故无电流通过。化学计量点后，溶液中有 Ce^{4+}、Ce^{3+} 和 Fe^{3+}，此时存在可逆电对 Ce^{4+}/Ce^{3+}，故有电流通过，指针又发生偏转，$I-V$ 曲线如图3-9所示。

二、永停滴定仪

（一）仪器装置

永停滴定仪的仪器装置如图 3 - 10 所示。B 为 1.5V 电池，G 为电流计，电流计的灵敏度除另有规定外，测定水分时用 10^{-6} A/格，$NaNO_2$ 法用 10^{-9} A/格。在滴定过程中插入两支相同的铂电极（电极使用前用加有少量 $FeCl_3$ 的硝酸或用铬酸清洁液浸洗），用电磁搅拌器搅动溶液，调节 R_1 可得到适当的外加电压，R_2 为 60～70Ω 固定电阻，R 为电流计的分流电阻，其阻值与电流计临界阻尼电阻值相近，可调节电流计的灵敏度，若化学计量点前无电流通过，则灵敏度可调得高一些，反之则调得低一些，待接近化学计量点时，再将灵敏度调高。通常只需在滴定时仔细观察电流计指针的变化，当指针位置发生突变的这一点即为滴定终点，必要时可每加一次滴定液，测量一次电流。以电流为纵坐标，以滴定液体积为横坐标作图，从图中找出滴定终点。

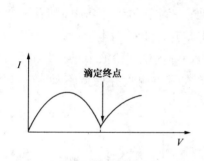

图 3 - 9　Ce^{4+} 滴定 Fe^{2+} 的滴定曲线

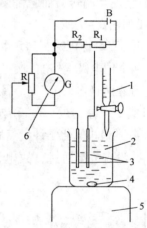

图 3 - 10　永停滴定仪装置图

1. 滴定管　2. 待测溶液　3. 铂电极

4. 搅拌子　5. 电磁搅拌器　6. 电流测量仪

（二）永停滴定仪操作规程

以 ZYT - 2 型自动永停滴定仪为例，介绍永停滴定仪操作规程。

1. 装注滴定液　打开电源开关，将三通转换阀置吸液位（阀体调节帽顺时针旋到底，吸液指示灯亮），按吸液键，泵管活塞下移，标准溶液被吸入泵体，下移到极限位时自动停止，再转三通阀到注液位（逆时针旋到底，注液指示灯亮），按注液键，泵管活塞上移，先赶走泵体内的气泡，活塞上移到上限位时，自动停止，随后再在吸液位按吸液键，一般反复二三次就可以赶走泵体和液路管道中的所有气泡，同时在整个液路中充满标准溶液。

2. 设定滴定参数　把电极和滴定管下移，浸入被滴液杯中，三通阀置注液位，灵敏度键按《中国药典》要求，根据不同被滴液置 10^{-8} A 或 10^{-9} A，极化电压如是 10^{-8} A 即

为 $-100mV$，$10^{-9}A$ 即为 $-50mV$。

3. 搅拌速度　容量杯中放入搅拌棒，打开搅拌开关，调节搅拌速度电位器，使搅拌速度适中。

4. 滴定　三通阀转到注液位，按【滴定开始】键，仪器就开始自动滴定，先慢滴，后快滴，仪器出现假终点后指针返回门限值以下后又开始慢滴后快滴，反复多次，直到终点指针不再返回，约 1 分钟 20 秒后，终点指示灯亮，同时蜂鸣器响，说明滴定结束，此时数字显示器显示的数字就是实际消耗的标准液毫升数。

实验结束后，将电极、滴定管用纯化水冲洗干净，关闭永停滴定仪，做好使用登记。

三、应用实例

永停滴定法仪器简单，操作方便，测量结果准确，广泛用于药物分析中。《中国药典》(2010 年版) 采用永停滴定法作为 $NaNO_2$ 法和卡尔 - 费休水分测定法终点的确定方法。

如磺胺嘧啶的含量测定，《中国药典》(2010 年版) 规定：取本品约 0.5g，精密称定，照永停滴定法(附录Ⅶ A)，用亚硝酸钠滴定液(0.1mol/L)滴定。每 1ml 亚硝酸钠滴定液(0.1mol/L)相当于 25.03mg 的 $C_{10}H_{10}N_4O_2S$。

磺胺嘧啶结构中具有芳伯氨基，可与 $NaNO_2$ 定量进行重氮化反应生成重氮盐。因此可以用 $NaNO_2$ 法测定其含量。将两个相同的铂电极插入待测溶液中，然后进行滴定，边滴边搅拌。化学计量点前溶液中不存在可逆电对，故电流计指针停在零位；化学计量点后，当亚硝酸钠稍过量，溶液中便有少量的 HNO_2 与其分解产物 NO，并组成可逆电对 HNO_2/NO，故电路中立即有电流通过，电流计指针发生偏转，并不再回复。两个电极上发生如下反应：

$$阳极 \quad NO + H_2O \rightarrow HNO_2 + H^+ + e$$
$$阴极 \quad HNO_2 + H^+ + e \rightarrow NO + H_2O$$

▌▌▌ 课堂互动

简述永停滴定法测定磺胺嘧啶含量的电流变化情况。

同 步 训 练

一、单项选择题

1. 在实验条件下，其电位值能维持固定不变的电极，称为(　　)

　A. 玻璃电极　　　　　B. 甘汞电极　　　　　C. 指示电极　　　　　D. 参比电极

2. 某溶液的 pH 值约为 6，用酸度计测定其精密 pH 值时，应选择的两个标准缓冲液的 pH 是(　　)

A. 1.68，4.00 B. 5.00，6.86

C. 4.00，6.86 D. 6.86，9.18

3. 用酸度计测定溶液的 pH，测定前应用 pH 与供试液较接近的一种标准缓冲液，调节仪器旋钮，使仪器 pH 示值与标准缓冲液的 pH 一致，此操作步骤为（　　）
A. 调节零点 B. 校正温度 C. 调节斜率 D. 定位

4. 用电位法测定溶液 pH 时，需用标准缓冲液对酸度计进行定位，叙述正确的是（　　）
A. 定位后，更换玻璃电极，测量中不会产生较大误差
B. 定位后，测量中定位旋钮不能再变动
C. 定位后，变动定位旋钮对测量无影响
D. 定位后，只要不变动定位旋钮，可以使用数天

5. 玻璃电极使用前，需要（　　）
A. 在酸性溶液中浸泡 1 小时 B. 在碱性溶液中浸泡 1 小时
C. 在水溶液中浸泡 24 小时 D. 测量的 pH 不同，浸泡溶液不同

6. 测定溶液 pH 时，用标准缓冲溶液进行校正的主要目的是消除（　　）
A. 不对称电位 B. 液接电位
C. 不对称电位和液接电位 D. 温度

7. 电位滴定法指示终点的方法是（　　）
A. 电流的突变 B. 外指示剂
C. 自身指示剂 D. 电动势的突变

8. 用一阶微商法确定电位滴定的滴定终点，则滴定终点是（　　）
A. 曲线横坐标等于零的点 B. 曲线的拐点
C. 曲线的最高点 D. 曲线突跃发生的点

9. 使用永停滴定法滴定至化学计量点时，电流计指针突然偏转，则说明（　　）
A. 标准溶液和待测溶液均为不可逆电对
B. 标准溶液和待测溶液均为可逆电对
C. 标准溶液为不可逆电对，待测溶液为可逆电对
D. 标准溶液为可逆电对，待测溶液为不可逆电对

10. 下列不可以用永停滴定法指示终点进行定量测定的是（　　）
A. 用碘标准溶液测定硫代硫酸钠的含量
B. 用基准碳酸钠标定盐酸溶液的浓度
C. 用亚硝酸钠标准溶液测定磺胺类药物的含量
D. 用 Karl Fischer 法测定药物中的微量水分

二、填空题

1. 电池中，电极电位随测试溶液中某种离子浓度而变化的电极，称为_____。

2. 测定溶液的 pH 常选用的指示电极是_____。

3. 电位滴定终点的确定方法通常有_____、_____、_____。

4. 电位滴定法在酸碱滴定中通常选用_____作为指示电极，_____作为参比电极。

5. 永停滴定法是根据滴定过程中电极上_____的变化来确定滴定终点。

三、简答题

1. 电位法和永停滴定法有何区别？

2. 什么是指示电极和参比电极？什么是可逆电对和不可逆电对？

3. 测定溶液 pH 过程中，应用什么溶液洗涤和浸泡玻璃电极？

4. 电位滴定法确定终点的方法有哪几种？

5. 简述永停滴定法的基本原理。

6. 根据滴定液与待测物质的性质，永停滴定法在滴定过程中的电流变化有几种类型？各种类型电流变化情况如何？

第四章　紫外－可见分光光度检验技术

📕 **知识要点**

　　1. 基本概念：分光光度法；紫外－可见分光光度法；可见光；单色光；复合光；光的色散；互补色光；透光率；吸光度；摩尔吸光系数；百分吸光系数；吸收光谱曲线；标准曲线。

　　2. 基本理论：光的吸收定律。

　　3. 基本方法：标准曲线法；标准比较法；吸光系数法。

　　4. 基本技能：722 型、UV－755B 型、日立 3210 型分光光度计的使用。

　　5. 技能应用：药品的鉴别、杂质检查和含量测定。

　　分光光度法是利用物质在特定波长或一定的波长范围内，对光的选择性吸收建立起来的分析方法。紫外－可见分光光度法是研究物质在紫外－可见光区（200～760nm）内分子吸收光谱的分析方法。紫外－可见吸收光谱属于电子光谱，由于电子光谱的强度大，所以，紫外－可见分光光度法灵敏度高，一般可达 10^{-4}～10^{-6} g/ml，部分可达 10^{-7} g/ml；准确度也较高，相对误差一般在 0.5%。随着科学技术的发展，性能优良的分光光度计不断推陈出新，在定性方面不仅可以鉴别具有不同官能团的化合物，而且可以鉴别结构相似的不同化合物；在定量上，不仅可以进行单一组分的测定，而且可以对多种混合组分不经分离即可进行测定。另外还可以根据吸收光谱的特性，与其他分析方法相配合推断出化合物的分子结构。目前，紫外－可见分光光度检测技术在药品检验和医学检验等领域得到了广泛的应用。

第一节　基本原理

一、光的本质与物质的颜色

（一）光的本质

　　光的本质是电磁辐射，又称电磁波，是一种在空间不需要任何传播介质即能高速传播的粒子流，具有波粒二象性（波动性和粒子性）。所有电磁辐射在空气中的传播速率与其在真空中的传播速率相差甚微，所以，其传播速率近似为 2.9979×10^{10} cm/s。

视域拓展

　　光是电磁辐射的一部分，所有电磁辐射在本质上是完全相同的，从 γ 射线到无线电波，其区别仅在于波长或频率的不同，若把电磁辐射按波长的长短顺序排列起来即称为电磁波谱。电磁波谱各区域的名称、波长范围及引起物质内部能级的跃迁类型如下：

电磁辐射区段	波长范围	能级跃迁类型
γ 射线	$10^{-3} \sim 0.1$ nm	原子核能级
X 射线	$0.1 \sim 10$ nm	内层电子能级
远紫外辐射	$10 \sim 200$ nm	内层电子能级
紫外辐射	$200 \sim 400$ nm	价电子或成键电子能级
可见光区	$400 \sim 760$ nm	价电子或成键电子能级
近红外辐射	$0.76 \sim 2.5$ μm	涉及氢原子的振动能级
中红外辐射	$2.5 \sim 50$ μm	原子或分子的振动能级
远红外辐射	$50 \sim 1000$ μm	分子的转动能级
微波区	$0.1 \sim 100$ cm	分子的转动能级
无线电波区	$1 \sim 1000$ m	磁场诱导核自旋能级

　　在可见光区，不同波长的光呈现不同的颜色，各种有色光之间并没有严格的界线，而是由一种颜色逐渐过渡到另一种颜色。实验证明，白光（日光、白炽电灯光等）是由各种不同颜色的光按一定强度比例混合而成的。如果让一束白光通过棱镜则能分离出红、橙、黄、绿、青、蓝、紫等各种颜色的光，每种颜色的光具有不同的波长范围，详见表4－1。

表4－1　各种颜色光的近似波长范围

颜色	波长（nm）	颜色	波长（nm）
红色	$760 \sim 650$	青色	$500 \sim 480$
橙色	$650 \sim 610$	蓝色	$480 \sim 450$
黄色	$610 \sim 560$	紫色	$450 \sim 400$
绿色	$560 \sim 500$		

　　由此可见，白光是由不同波长的光混合而成的，故称为复合光；只具有单一波长的光称为单色光；从复合光分离出单色光的现象称为光的色散。

　　如果将两种颜色的光按适当强度比例混合后组成白光，则这两种色光称为互补色光。如图4－1所示，处于直线关系的两种颜色的光可混合成白光，即为互补色光。例如绿色光与紫色光互补、黄色光与蓝色光互补，白光则是由各种互补色光按一定强度比例混合而成。

（二）物质对光的选择性吸收

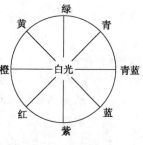

图 4-1 光的互补色

物质所呈现的颜色，与光的组成和物质本身的结构有关。光的波长不同，能量也不同；物质本身的结构不同，发生能级跃迁所需要的能量也不相同。只有当照射物质的光能量与能级跃迁所需要的能量相等时，电磁辐射与物质之间才能发生相互作用，也就是说，物质对光具有选择性吸收的性质。

通常情况下，溶液呈现不同的颜色，是由于溶液中的质点（分子或离子）选择性地吸收了白光中某种颜色的光而引起的。当一束白光通过某溶液时，如果该溶液对任何颜色的光都不吸收，则溶液呈无色透明；反之，则呈黑色；如果溶液吸收了白光中某一颜色的光，则溶液呈现透过光的颜色，即溶液呈现的颜色是其吸收光的补色光的颜色。

■ **课堂互动**

硫酸铜溶液呈现蓝色是由于其吸收了白光中的哪种颜色的光？紫色的高锰酸钾是由于吸收了白光中的哪种颜色的光？

二、光的吸收定律

（一）透光率与吸光度

当一束平行的单色光照射溶液时，若入射光强度为 I_0，吸收光强度为 I_a，透过光强度为 I_t，反射光强度为 I_r，如图 4-2 所示。

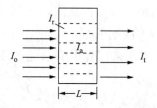

则根据能量守恒定律可得：

$$I_0 = I_a + I_t + I_r \qquad 式(4-1)$$

图 4-2 光照射溶液示意图

在分光光度法中，通常把待测液和参比溶液分别置于材质及厚度相同的吸收池中，所以，两个吸收池的反射光强度基本相同且可以忽略不计，因此上式可简化为：

$$I_0 = I_a + I_t \qquad 式(4-2)$$

当入射光 I_0 的强度一定时，溶液吸收光的强度 I_a 越大，则溶液透过光的强度 I_t 越小，表明溶液对光的吸收程度越大。

透过光强度 I_t 与入射光强度 I_0 的比值称为透光率或透光度，用符号 T 表示。

$$T = \frac{I_t}{I_0} \times 100\% \qquad 式(4-3)$$

透光率越大，溶液对光的吸收程度越小；透光率越小，溶液对光的吸收程度越大。通常把透光率倒数的对数称为吸光度，用符号 A 表示，A 越大，溶液对光的吸收程度越大。吸光度与透光率的关系如下：

$$A = \lg \frac{1}{T} = -\lg T \qquad 式(4-4)$$

课堂互动

已知某溶液的透光率 T 为 10%，求该溶液的吸光度 A。

（二）光的吸收定律

科学家朗伯（Lambert）和比尔（Beer）分别在 18 世纪和 19 世纪研究了有色溶液对光的吸收程度与溶液的液层厚度、溶液的浓度之间的关系，得出的结论是：当一束平行的单色光通过均匀、无散射的含有吸光性物质的溶液时，在入射光的波长、强度及溶液的温度等条件不变的情况下，该溶液的吸光度 A 与溶液的浓度 c 及液层厚度 L 的乘积成正比。这一结论称为光的吸收定律，也称为朗伯－比尔定律。其表达式如下：

$$A = KcL \qquad 式(4-5)$$

实验证明：

1. 光的吸收定律不仅适用于均匀、无散射的稀溶液，也适用于均匀、无散射的固体和气体。

2. 光的吸收定律不仅适用于可见光，也适用于红外光和紫外光。

3. 吸光度具有加和性，当溶液中同时存在多种吸光物质时，测得溶液的吸光度为各种吸光物质的吸光度之和。即：

$$A = A_1 + A_2 + A_3 + \cdots + A_n$$

4. 根据吸光度的加和性可以在同一样品中同时测定多种组分，这是分光光度法对多组分溶液进行定量分析的理论依据。

（三）吸光系数

光的吸收定律表达式中的 K 称为吸光系数，是物质的特性常数之一，其物理意义是指吸光物质在单位浓度、单位液层厚度时的吸光度。当溶液浓度的单位不同时，则吸光系数的表达方式也有所不同，常用的表达方式有摩尔吸光系数和百分吸光系数。

1. 摩尔吸光系数 在波长一定时，溶液浓度为 1mol/L，液层厚度为 1cm 时的吸光度称为摩尔吸光系数，用 ε 表示，其单位为 L/(mol·cm)。即：

$$\varepsilon = \frac{A}{cL} \qquad 式(4-6)$$

2. 百分吸光系数 在波长一定时，溶液浓度为 1g/100ml，液层厚度为 1cm 时的吸光度称为百分吸光系数，用 $E_{1cm}^{1\%}$ 表示，单位为 100ml/(g·cm)。即：

$$E_{1cm}^{1\%} = \frac{A}{\rho_B L} \qquad 式(4-7)$$

摩尔吸光系数与百分吸光系数的关系如下：

$$\varepsilon = E_{1cm}^{1\%} \times \frac{M}{10} \qquad\qquad 式(4-8)$$

例4-1 配制氯霉素(摩尔质量为323.15g/mol)标准品溶液浓度为2.00mg/100ml含，盛于1cm厚的吸收池中，在波长278nm处测得其吸光度为0.614，试计算氯霉素在278cm波长处的摩尔吸光系数和百分吸光系数。

解：已知 $M = 323.15$g/mol，$A = 0.614$，$\rho_B = 2.00$ mg/100ml $= 2.00 \times 10^{-3}$ g/100ml。

根据式(4-7)得：

$$E_{1cm}^{1\%} = \frac{0.614}{2.00 \times 10^{-3} \times 1} = 307 \quad [100ml/(g \cdot cm)]$$

根据式(4-8)得：

$$\varepsilon = 307 \times \frac{323.15}{10} = 9920.705 \quad [L/(mol \cdot cm)]$$

答：氯霉素在278nm波长处的摩尔吸光系数为9920.705L/(mol·cm)，百分吸光系数为307[100ml/(g·cm)]。

视域拓展

吸光系数(ε 或 $E_{1cm}^{1\%}$)在一定的条件下是一个常数，它与入射光的波长、物质(溶质、溶剂)的性质及溶液的温度等有关。不同物质对同一波长的单色光可有相同或不同的吸光系数；同一物质对不同波长的单色光也有相同或不同的吸光系数。ε 或 $E_{1cm}^{1\%}$ 越大，表明溶液对某一波长的光越容易吸收，测定的灵敏度越高。吸光系数是定性和定量分析的重要依据，一般 ε 值在 10^3 以上时，就可以用分光光度法进行定量分析。

三、吸收光谱曲线

吸收光谱曲线简称吸收曲线，用于表示某物质对不同波长单色光的吸收程度。在溶液浓度和液层厚度一定的条件下，以入射光波长 λ 为横坐标，溶液的吸光度 A 为纵坐标所绘制的曲线，即称为吸收光谱曲线(也称为 $A-\lambda$ 曲线)。例如，在可见光范围内，用三种不同浓度的 $KMnO_4$ 溶液绘制的吸收光谱曲线如图4-3所示。

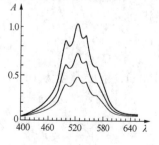

由图4-3可以看出，不同浓度的 $KMnO_4$ 溶液的吸收曲线形状相似，曲线上的凸起部分称为吸收峰，吸光度最大值所对应的波长称为最大吸收波长，用符号 λ_{max} 表示，$KMnO_4$ 溶液的 $\lambda_{max} = 525$nm，说明 $KMnO_4$ 溶液对525nm附近的青绿色光有最大吸收。吸收光谱曲线主要用于定性分析。

图4-3 高锰酸钾溶液的吸收光谱曲线

知识链接

　　紫外－可见吸收光谱的形状与物质的结构有关，而与溶液的浓度无关，同一物质的吸收光谱有相同的特征值（最大吸收波长 λ_{max}、最小吸收波长 λ_{min}、肩峰 λ_{sh} 等），而且在每一个波长处都有相同的吸光系数，所以溶液浓度相同的同一物质的吸收曲线能相互重合。但不同物质的吸收曲线一般是不能完全重合的，这是定性鉴定的重要依据之一。对于同一物质的溶液，当入射光波长一定时，溶液的浓度越大，吸光度也越大，因此在定量分析中，一般选择在最大吸收波长处测定溶液的吸光度进行定量分析。

第二节　紫外－可见分光光度计

一、分光光度计的基本结构

　　紫外－可见分光光度计是紫外－可见光区测定溶液吸光度或透光率的仪器。分光光度计根据波长的不同可分为可见分光光度计、紫外分光光度计。由于可见分光光度计与紫外分光光度计的构造原理相同，常合并在一个仪器上，称为紫外－可见分光光度计。紫外－可见分光光度计的型号繁多，但其主要部件的结构和工作原理相似，主要部件如下所示：

$$\boxed{光源} \rightarrow \boxed{单色器} \rightarrow \boxed{吸收池} \rightarrow \boxed{检测器} \rightarrow \boxed{信号处理及显示器}$$

　　1. 光源　　光源是提供入射光的部件。一般要求光源能够发射出强度足够而且稳定的连续光谱。紫外－可见分光光度计常用的光源有两种：一种是用于可见光区，如钨灯、卤钨灯，其发射的波长范围为 360~800nm；另一种是用于紫外光区，如氢灯、氘灯，其发射波长范围为 150~400nm。

　　2. 单色器　　单色器的作用是将来自光源的复合光色散为单色光。单色器一般由进光狭缝、准直镜、色散元件和出光狭缝等部件所组成。如图 4-4 所示。

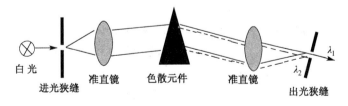

图 4-4　单色器示意图

　　3. 吸收池　　又称比色皿或比色杯，是用来盛放待测溶液和参比溶液的容器。在可见光区测定时，可用光学玻璃材质制成的吸收池；在紫外光区测定时，则须用石英材质制成的吸收池。用于盛放参比溶液和待测溶液的吸收池应相互匹配，以减少测量误差。常用的吸收池规格有 0.5cm、1.0cm、3.0cm、5.0cm 等，使用时根据实际需要选择。

4. 检测器　又称为接收器，作用是将通过吸收池的光信号转换为电信号，其输出的电信号与透过吸收池的光强度成正比。常用的检测器元件有光电池、光电管和光电倍增管等。

视域拓展

　　光电池有硒光电池和硅光电池两种，硒光电池只能用于可见光区，硅光电池能同时用于紫外区和可见区。光电池是一种光敏半导体，当光照射时就会产生光电流，在一定的范围内，光电流的大小与照射光的强度成正比，可用微电流计测量。

　　光电管是由一个丝状阳极和一个光敏阴极组成的真空（或充少量惰性气体）二极管。光敏阴极的凹面镀有一层碱金属或碱金属氧化物等光敏材料，受光照射时能够发射电子，流向阳极而形成电流，称为光电流。光电流的大小与照射光的强度成正比。光电管输出的电信号很弱，需经放大后输入显示器。

　　光电倍增管的工作原理与光电管相似，其差别是在光敏阴极和阳极之间设置了几个倍增级（一般是九个），各倍增级之间的电压依次增高90V，经过多个倍增级后，发射电子的数量增加，产生的光电流也随之增强。

5. 信号处理及显示器　光电流经过放大后输入显示器，用一定的方式显示出来，便于记录与计算。显示方式有多种，如检流计、数字显示、荧光屏显示、微机自动控制等。微机自动控制仪能自动绘制工作曲线、计算分析结果及打印报告，实现分析结果的自动化。

二、分光光度计的类型

　　按照紫外–可见分光光度计的光路系统，光度计可分为单光束、双光束、双波长等几种。

1. 单光束分光光度计　单光束分光光度计以钨灯或氢灯为光源，从光源到检测器只有一束单色光。仪器结构比较简单，对光源发光强度要求较高。如国产722型（外形如图4–5所示）、751型、UV755B型（外形如图4–6所示）等。

2. 双光束分光光度计　双光束分光光度计的光路系统如图4–7所示。从单色光器发射一束单色光，经过一个旋转的扇面镜（斩光器）将其分成波长相同的两束单色光，一束通过参比溶液，另一束通过样品溶液，光度计能自动比较两束光的强度，此比值即为试样的透射率，经对数变换转换成吸光度并作为波长的函数记录下来。双光束分光光度计一般都能自动记录吸收光谱曲线。由于两光束同时分别通过参比液和试样液，故能自动消除光源变化所引起的误差。如国产710型、730型、740型等；国外产品如英产UnicamSP700型，日产岛津UV–200型和UV–240型等。

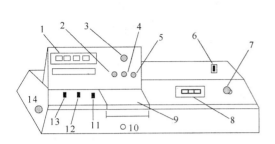

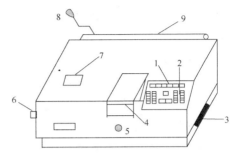

图 4 – 5   722 型可见分光光计外形图

1. 数字显示   2. 吸光度调零旋钮   3. 选择开关

4. 斜率电位器   5. 浓度旋钮   6. 电源开关

7. 波长旋钮   8. 波长刻度盘   9. 吸收池电暗箱盖

10. 吸收池架拉杆   11.100% T 旋钮

12. 0% T 旋钮   13. 灵敏度调节钮器   14. 干燥器

图 4 – 6   UV755B 型紫外 – 可见分光光度计外形图

1. 显示屏   2. 功能键   3. 打印机接口

4. 吸收池暗箱盖   5. 吸收池架拉杆

6. 波长调节旋钮   7. 波长计数窗

8. 电源插头   9. 光源灯转换手柄(背面)

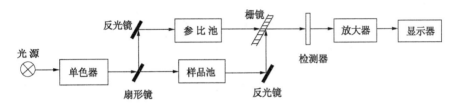

图 4 – 7   双光束分光光度计光路示意图

3. 双波长分光光度计   双波长双光束分光光度计的光路系统如图 4 – 8 所示。其采用两个并列的单色光器,分别产生波长不同的两束单色光,经过切光器,使其交替通过同一吸收池,再至检测器,这样得到的信号是两波长的吸光度之差($\Delta A = A_1 - A_2$)。优点是:测定时不需要参比池,可以避免吸收池不匹配、参比溶液与试样溶液的折射率和散射作用不同而产生的误差,特别适于在有背景吸收干扰或者有共存组分吸收干扰的情况下,对某组分进行定量测定。常用仪器如国产 WFZ800 – S 型、日产岛津 UV – 300 型等。

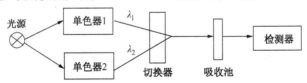

图 4 – 8   双波长分光光度计光路示意图

三、分光光度计的主要技术指标

1. 测光方式   指仪器对测定结果数值的一种显示方法,常用透过率、吸光度、浓度、吸光系数等表示。

2. 测光准确度   常以透光率误差范围表示,高档仪器可低于 ±0.1%,中档仪器一般不超过 ±0.5%,低档仪器可达 ±1%。如果以吸光度的准确度表示,则吸光度的误差随测量值不同而改变，所以常需要同时注明吸光度值。

3. 波长范围　指仪器可以提供测量所需光波的波长范围。可见分光光度计的波长范围一般为 400～1000nm，紫外可见分光光度计的波长范围一般为 190～1100nm。

4. 波长准确度　按仪器显示的波长数值与单色光实际波长之间的误差，高档仪器可低于 ±0.2nm，中档仪器大约为 ±0.5nm，低档仪器可达 ±5nm。

5. 波长重复性　指使用同一波长时，单色光实际波长的变动值。此值大约为波长准确度的二分之一。

6. 狭缝或光谱带宽　是仪器单色光纯度指标之一，中档仪器的最小谱带宽度一般小于 1nm。棱镜仪器的狭缝连续可调，光栅仪器的狭缝固定或分档调节。

7. 杂散光　通常以光强度较弱处（如 220nm 或 340nm 处）所含杂散光强度的百分比作为指标，中档仪器一般不超过 0.5%。

8. 吸光度范围　指吸光度的测量范围。中档仪器一般为 0.1730～2.00。

9. 吸光度重复性　指在相同测量条件下，重复测量吸光度值的变动性。此值大约为测光准确度的二分之一。

10. 分辨率　指仪器能够分辨出最靠近的两条谱线间距的能力。高档仪器一般低于 0.1nm，中档仪器一般小于 0.5nm。

第三节　吸光度的测定技术

一、722 型分光光度计的操作规程

1. 使用前应首先了解仪器的结构及各个操作旋钮的功能。

2. 将选择开关灵敏度旋钮调节至"1"档（放大倍率最小）。

3. 开启电源，指示灯亮，选择开关置于"T"位（透光率），波长旋钮调整至测定所需波长值，仪器预热 20 分钟。

4. 将空白溶液（或参比溶液）装入比色杯，放入比色架中，使空白溶液处于光路位置，打开试样室盖，调节"0"旋钮，使数字显示为"00.0"，盖上试样室盖，调节透过率"100%"旋钮，使数字显示为"100.0"。

5. 如果显示不到"100.0%"，则可适当增加微电流放大器的倍率档数（尽可能将倍率置低档使用）。改变倍率后再按步骤 4 重新校正"0"和"100%"，连续几次调整仪器至透光率显示"00.0"和"100%"。

6. 将选择开关置于"A"（吸光度），调节吸光度调零旋钮，使得数字显示为"000"，然后将待测液推入光路，读取吸光度值。

7. 如大幅度改变测试波长时，则应稍等片刻，当仪器稳定后，重新调整透光率为"0"和"100%"后，才可进行测定。

8. 每台仪器所配套的比色杯不能和其他仪器上的比色杯混用。

9. 测定完毕，取出比色杯，洗净、晾干后装入比色杯盒；关闭仪器开关、切断电源，

复原仪器，登记使用记录。

二、UV 755B 型紫外 - 可见分光光度计的操作规程

1. 开机　接通电源后打开仪器开关，仪器显示"F755B"，按下【MODE】键，仪器显示 T"＊．＊"，检查仪器后面反射镜位置是否是实验所需灯源位置（波长在 200 ~ 330nm 范围内用氘灯，波长在 330 ~ 1000nm 范围内用钨灯）。仪器初始化结束后预热 30 分钟。

2. 测定

（1）调节"λ"键，使波长显示所需波长数值。

（2）将参比溶液和待测溶液分别装入比色杯中，固定好夹子，并将参比溶液推入光路。

（3）盖上吸收池暗箱盖，按【MODE】键，显示 T 状态或 A 状态。按【100%】键，显示"T100.0"或"A0.000"。

（4）打开吸收池盖，按【0%】键，显示"0.0"或"AE_1"；盖上吸收池盖，按【100%】键，显示"T100.0"或"A0.000"。

（5）将待测溶液推入光路，显示试样的 T 值或 A 值。

（6）若需要将测量结果记录下来，则按【PRINT】键。

（7）若需要改变波长，则应重复第 4 步操作，再测定溶液的 T 值或 A 值。

（8）数据打印方式：仪器无论在 T、A 任何一种模式下，只要按【PRINT】键，即打印出待测溶液的 T、A 相应数值。

3. 关机　测量完毕取出比色杯，洗净、晾干，关闭仪器开关，拔下电源插头，复原仪器，登记使用记录。

三、日立 3210 型紫外 - 可见分光光度计操作规程

1. 测定前的准备工作

（1）检查样品室内应无物品遗留，并关严样品室。

（2）安装软盘。

（3）备有稳压电源的仪器应先开启稳压电源，待电压稳定在 220V 后再将仪器电源开关扳至 ON，屏幕显示自检过程，全部自检项目显示 OK 后，屏幕显示程序菜单（Program Menu）。

2. 单波长数据测定

（1）按下功能键（在操作面板上，下同）【Fwd】或【Return】使屏幕出现操作方式菜单【Operation Modes】。

（2）按软键（在显示屏幕下方，下同）【Photometry】屏幕显示光度测定参数选择菜单：①T/A 选择：按软键【Abs】或【T%】选择吸光度或透光率方式；②设定波长：按软键【Wavelength】、相应的数字键、【Enter】；③选择狭缝宽度：按软键【Band Pass】、相应的数字键、【Enter】；④选择数字打印或不打印：按软键【Data Print】或【Plotter Off】。

（3）将两个吸收池均盛以空白溶液，分别置于样品光路和参比光路上，按功能键【Auto Zero】。

（4）将样品光路上的吸收池盛以供试品溶液，放回样品光路上，盖好样品室盖，按【Start/Stop】，屏幕显示样品号和吸光度（或透光率）值，记录器同时打印（或不打印）。

3. 吸收光谱测定

（1）按功能键【Fwd】或【Return】，屏幕出现操作方式菜单【Operation Modes】。

（2）按【W1 Scanning】，屏幕显示波长扫描参数选择菜单：①T/A 选择：先按【Data Mode】后，再按【Abs】或【T%】；②设定纵坐标尺度：按【Data Scale】、纵坐标下标数字键、【Enter】、纵坐标上标数字键、【Enter】；③设定波长范围：按【Start End W1】、波长高限数字键、【Enter】、波长低限数字键、【Enter】；④选择扫描速度：按【Scan Speed】、相应数字键、【Enter】；⑤设定狭缝宽度：按软键【Band Pass】、相应数字键、【Enter】。

（3）将样品溶液和空白溶液分别置于样品光路和参比光路上，盖好样品室盖，按下【Start/Stop】，光谱扫描完成后，按【Frame】，记录仪打印纵坐标和横坐标标尺。

（4）查找和打印色谱峰：按【Data Process】，【Peak Select】，【Peak Table】。

4. 关机　测定完毕，关闭仪器和稳压器电源开关，取出吸收池清洗，并进行使用登记。

5. 注意事项

（1）软盘驱动器指示灯亮时，不能插入或取出软盘。

（2）为得到正确的测定结果，应使仪器预热 20 分钟后再进行测定。

附注：本规程适用于供试品的常规吸光光谱测定和记录，其他非常规测定，如时间扫描、导数测定、自动定量计算等，需要按仪器使用说明书规定的操作方法进行测定。

四、使用分光光度计的注意事项

1. 开机后，应打开样品室的盖子，预热 20 分钟。

2. 确定波长位置，调整透光率为 0% 和 100% 位后，在测量过程中，不应再改变波长、0% 和 100% 位。

3. 在测定过程中如果需要改变波长，应在改变波长后适当增加仪器的稳定时间，再重新调透光率为 0% 和 100% 位。

4. 避免在仪器上方倾倒试样溶液，以免试样溶液污染仪器表面，损坏仪器。

5. 吸收池应仔细清洗，保证其光洁度，避免摩擦吸收池透光面。若吸收池的透光玻璃面有残液，应用镜头纸吸干。

6. 准确记录吸光度值，注意有效数字位数。

第四节　定性定量分析方法

一、定性分析方法

1. 对比吸收光谱特征数据　吸收光谱中最大吸收波长 λ_{max} 和吸光系数是用于定性鉴别的主要特征数据。具有不同或相同的吸收基团的不同化合物，可能有相同的 λ_{max} 值，但由于其摩尔质量不同，因此它们的 $E_{1cm}^{1\%}$ 或 ε 常有明显的差别。若一个化合物中有几个吸收峰，并存在谷或肩峰，应该同时作为鉴定的依据。另外，若有多个吸收峰的化合物，各个吸收峰对应的吸光度或吸光系数的比值是一定的，所以其比值也常用于定性分析。

2. 对比吸收光谱的一致性　若用对比吸收光谱特征数据不能发现吸收曲线中其他部分的差别，则可以将试样与已知标准品配制成相同浓度的溶液，在相同的条件下绘制吸收光谱，核对其一致性。若没有标准物，则可以将未知物的吸收光谱与《中国药典》(2010 年版，二部)中收录的该药物的标准图谱进行严格的比对。

二、定量分析方法

光的吸收定律是进行定量分析的理论依据，常用的方法有以下几种。

(一) 标准曲线法

标准曲线法是分光光度法中经典的定量分析方法，特别适合于大批量样品的定量测定，测定步骤如下。

1. 绘制标准曲线　配制一系列浓度不同的标准溶液（或称对照品溶液），在相同的条件下，分别测定其吸光度，然后以标准溶液的浓度为横坐标，以相应的吸光度为纵坐标，绘制 $A-c$ 曲线（也称标准曲线或工作曲线），如图 4-9 所示。

2. 测定待测溶液的吸光度　按照相同的实验条件和操作程序，测定待测溶液的吸光度 $A_样$。

3. 计算待测溶液的浓度　根据待测溶液的吸光度

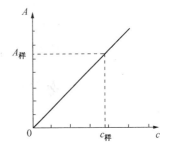

图 4-9　标准曲线($A-c$曲线)

$A_样$ 数值，在标准曲线上找到与之对应的未知试样溶液的浓度 $c_样$，如图 4-9 所示，则待测溶液的浓度 $c_{原样}$ 为：

$$c_{原样} = c_样 \times 稀释倍数 \qquad 式(4-9)$$

(二) 标准比较法

在相同的条件下配制标准溶液和试样溶液，在最大吸收波长 λ_{max} 处测定标准溶液和试样溶液的吸光度。设标准溶液的浓度为 c_s，吸光度为 A_s，试样溶液的浓度为 c_x，吸光度为 A_x。根据光的吸收定律得：

$$A_s = Kc_sL$$
$$A_x = Kc_xL$$

因为标准溶液与样品溶液中的吸光性物质是同一化合物，所以，在相同的条件下，液层厚度 L 和吸光系数 K 的数值相等。即：

$$\frac{A_s}{A_x} = \frac{c_s}{c_x}$$

$$c_x = c_s \times \frac{A_x}{A_s} \qquad 式(4-10)$$

因为光的吸收定律只适用于稀溶液，所以在测定溶液的吸光度时需要将原样品溶液进行稀释，然后根据下式计算原样品液的浓度。

$$c_{原样} = c_x \times 稀释倍数$$

测定不纯试样中被测组分含量时，可配制相同浓度的试样溶液 $\rho_样$ 和标准品溶液 $\rho_标$，在最大吸收波长 λ_{max} 处分别测定其吸光度 $A_样$ 和 $A_标$，设 ρ_x 为试样溶液中被测组分的浓度，则被测组分的质量分数为：

$$\omega_{被测组分} = \frac{\rho_x}{\rho_样} = \frac{\rho_标 \times \frac{A_样}{A_标}}{\rho_样} = \frac{A_样}{A_标} \qquad 式(4-11)$$

例 4-2 称取不纯的 $KMnO_4$ 样品与标准品 $KMnO_4$ 各 0.1000g，分别用 1000ml 容量瓶定容。各取 10.00ml 稀释至 50.00ml，在 $\lambda_{max} = 525nm$ 时，测得 $A_样 = 0.240$、$A_标 = 0.260$，求样品中纯 $KMnO_4$ 的含量。

解：已知 $\rho_样 = \rho_标 = 0.1000g/L \times \dfrac{10.00}{50.00} = 0.02000 \ g/L$。

$A_x = 0.240$，$A_s = 0.260$。

根据计算公式(4-11)得：

$$\omega_{KMnO_4} = \frac{A_样}{A_标} = \frac{0.240}{0.260} = 0.9231$$

答：样品中纯 $KMnO_4$ 的质量分数为 0.9231。

(三) 吸光系数法

吸光系数法又称绝对法，是利用光的吸收定律表达式 $A = KcL$ 进行计算的定量分析方法。在手册中查出待测物质在最大吸收波长 λ_{max} 处的吸光系数 ε 或 $E_{1cm}^{1\%}$，并在相同条件下测量样品溶液的吸光度 A，然后计算其浓度。

例 4-3 将维生素 B_{12} 样品溶液盛于 1cm 的吸收池，在 $\lambda_{max} = 361nm$ 处测得其吸光度 $A = 0.602$。已知维生素 B_{12} 的水溶液在 $\lambda_{max} = 361nm$ 处的百分吸光系数为 207。求该溶液中维生素 B_{12} 的质量浓度。

解：已知 $E_{1cm}^{1\%} = 207$，$L = 1cm$，$A = 0.602$。

根据光的吸收定律 $A = E_{1cm}^{1\%} \rho_{B_{12}} L$ 得：

$$\rho_{B_{12}} = \frac{A}{E_{1cm}^{1\%} L} = \frac{0.602}{207 \times 1} = 0.002908 \ (g/100ml) = 0.02908 \ g/L$$

答：该溶液中维生素 B_{12} 的质量浓度为 0.02908 g/L。

第五节 紫外-可见分光光度法在药物分析中的应用

紫外-可见分光光度法在药学领域中有着广泛的应用，因为多数有机药物的分子中含有共轭的不饱和基团，其能吸收紫外-可见光而产生吸收光谱。不同的化合物产生不同的吸收光谱，利用吸收光谱的特点可以进行纯物质的鉴别及杂质的检测、药品与制剂的定量分析等。例如《中国药典》(2010 年版，二部)中规定药品中铁盐的检查、维生素 B_{12} 注射液含量测定、水中微量铁含量测定等均采用紫外 - 可见分光光法进行测定。

一、维生素 B_{12} 注射液含量测定

维生素 B_{12} 注射液在临床上常用于治疗贫血，其标示含量有 50μg/ml，100μg/ml，500μg/ml 等规格。维生素 B_{12} 吸收光谱上有三个吸收峰，《中国药典》(2010 年，二部)规定：波长为 361nm 处与 278nm 处的百分吸光系数比值在 1.70 ~ 1.88 范围内，361nm 处与 550nm 处的百分吸光系数比值在 3.15 ~ 3.45 范围内。以波长在(361 ± 1)nm 处的百分吸光系数值(207)作为测定注射液实际含量的依据。根据光的吸收定律和百分吸光系数可以导出：

$$\rho_{B_{12}} = \frac{A_{样}}{207 \times 1}\ (g/100ml) = A_{样} \times 48.31\ (\mu g/ml) \qquad 式(4-12)$$

测定步骤如下：

1. 配制维生素 B_{12} 试样溶液　精密吸取一定量的维生素 B_{12} 注射液，按照标示含量，用纯化水准确稀释至试样的质量浓度为 25μg/ml。

2. 测定试样溶液的吸光度　将试样溶液和空白溶液分别盛于 1cm 的石英吸收池中，测定试样在 361nm 处的吸光度 $A_{样}$。

3. 计算维生素 B_{12} 的含量　将 361nm 处的吸光度 $A_{样}$ 代入公式 $\rho_{B_{12}} = A_{样} \times 48.31$ (μg/ml)求得维生素 B_{12} 的质量浓度 $\rho_{B_{12}}$。然后根据公式(4 - 13)计算维生素 B_{12} 的质量分数。

$$\omega_{B_{12}} = \frac{\rho_{B_{12}}}{\rho_{样}} \qquad 式(4-13)$$

视域拓展

维生素 B_{12} 又称钴胺素或氰钴素，是一种由含钴的卟啉类化合物组成的 B 族维生素。1948 年从肝脏中分离出来，定名为维生素 B_{12}，其为浅红色的针状结晶，易溶于水和乙醇，在 pH4.5 ~ 5.0 弱酸条件下最稳定，在强酸性(pH < 2)或碱性溶液中易分解。维生素 B_{12} 能促进红细胞的发育和成熟，使肌体造血功能处于正常状态，预防恶性贫血，维护神经系统健康。

二、水样中微量铁含量测定

在测定微量铁含量时，通常以盐酸羟胺将 Fe^{3+} 还原成 Fe^{2+}，调节溶液的 pH 在 4 ~ 6 范围内，用邻二氮菲与 Fe^{2+} 反应生成稳定的橘红色配合物，该配合物的最大吸收波长为 510nm。然后在最大吸收波长处测定溶液的吸光度，求得溶液中被测组分的含量。测定步骤如下：

1. **配制浓度为 100μg/ml 的铁标准溶液**　精密称取基准物质铁铵矾 $[NH_4Fe_2(SO_4)_2 \cdot 12H_2O]$ 0.4317g，置于烧杯中，加入稀盐酸(1:1)10ml 和少量的纯化水，溶解后定量转移到 500ml 的容量瓶中，加纯化水稀释到刻度，摇匀，该溶液中铁的浓度即为 100μg/ml。

2. **绘制标准曲线**　用吸量管分别吸取含铁 100μg/ml 的标准溶液 0.00、0.20、0.40、0.60、0.80、1.00ml 分别置于 6 支 50ml 的纳氏比色管(或容量瓶)中，各加入 10% 的盐酸羟胺溶液 1ml、1mol/L 的醋酸钠溶液 5ml、0.15% 的邻二氮菲溶液 2ml，用纯化水稀释至 50ml，摇匀。然后将其分别盛于 1cm 的比色杯中，在 510nm 波长处，以不含铁的溶液为空白液，测定各溶液的吸光度，以铁的浓度为横坐标，相对应的吸光度为纵坐标绘制标准曲线。

3. **测定样品液的吸光度**　准确吸取未知水样 5.00ml 于 50ml 比色管(或容量瓶)中，按上述标准溶液的配制步骤配制成 50.00ml。在与测定标准溶液的吸光度相同的条件下测定样品的吸光度 $A_{样}$。

4. **计算水样中铁的含量**　根据样品液的吸光度 $A_{样}$ 数值，在标准曲线上找到与之对应的未知试样溶液的浓度 $c_{样}$(如图 4 - 9)，然后根据公式(4 - 14)计算水样中铁的含量。

$$\rho_{Fe^{3+}} = c_{样} \times \frac{50.00}{5.00} = c_{样} \times 10 \qquad\qquad 式(4-14)$$

同 步 训 练

一、单项选择题

1. 光的本质是电磁波，具有(　　　)
   　A. 波粒二象性　　　B. 粒子性　　　　　C. 波动性　　　　　　　D. 单色光

2. 下列叙述错误的是(　　　)
   　A. 吸光度与溶液的浓度成正比
   　B. 物质对光的吸收具有选择性
   　C. 溶液呈现的颜色是其所吸收光的颜色
   　D. 溶液呈现的颜色是其所吸收光的补色光

3. 下列说法正确的是(　　　)
   　A. 吸收曲线的基本形状与物质的性质有关
   　B. 吸收曲线的基本形状与溶液浓度有关
   　C. 浓度越大，吸光度越小
   　D. 吸收曲线是一条通过原点的直线

4. 光的吸收定律的数学表达式为(　　　)
   　A. $A = KcL$　　　　　B. $A = \varepsilon cL$　　　　　C. $A = E_{1cm}^{1\%} cL$　　　　　D. 以上都正确

5. 摩尔吸光系数 ε 与百分吸光系数 $E_{1cm}^{1\%}$ 之间的关系是(　　　)
   　A. $A = \varepsilon E_{1cm}^{1\%}$　　　　B. $\varepsilon = E_{1cm}^{1\%} M$　　　　C. $\varepsilon = E_{1cm}^{1\%} \times \dfrac{M}{10}$　　　　D. $E_{1cm}^{1\%} = \varepsilon M$

6. 在入射光波长一定条件下，以溶液浓度为横坐标，以相应的吸光度为纵坐标绘制成的曲线可称为（ ）

    A. 工作曲线   B. $A-c$ 曲线   C. 标准曲线   D. 以上都对

7. 分光光度计的光电转换元件是（ ）

    A. 棱镜   B. 光电管   C. 钨灯   D. 吸收池

8. 可见分光光度计的比色皿材料一般为（ ）

    A. 石英   B. 普通玻璃   C. 硬质塑料   D. 光学玻璃

二、填空题

1. 紫外－可见分光光度计的主要部件有_____、_____、_____、_____、_____。

2. 光的吸收定律的数学表达式 $A=KcL$ 中，K 称为吸光系数，根据溶液浓度单位的不同，通常有_____和_____表达方式。

3. 摩尔吸光系数（ε）的单位是_____，百分吸光系数（$E_{1cm}^{1\%}$）的单位是_____。

4. 当一束平行的单色光通过均匀、无散射的含有吸光性物质的溶液时，在入射光的波长、强度及溶液的温度等条件不变的情况下，该溶液的吸光度与溶液的_____及_____的乘积成正比。

5. 紫外－可见吸收光谱曲线是以_____为横坐标，以_____为纵坐标绘制的曲线。吸收曲线上吸光度最大值所对应的波长为_____，用_____表示。

6. 用分光光度法进行定量分析时，常选用_____作入射光，此时测定的_____最大，且吸光系数变化不大。

7. 紫外－可见分光光度计在可见光区使用的光源是_____灯，用的比色皿的材质是_____；在紫外光区使用的光源是_____灯，用的比色皿的材质是_____。

8. 当空白溶液置入光路时，应使 $T=$ _____，$A=$ _____。

9. 当让一束平行的单色光照射有色溶液时，溶液的液层厚度越大，则吸光度_____，而透光率_____。

10. 在分光光度计中常用的色散元件有_____和_____。

三、简答题

1. 什么是互补色光？溶液的颜色是由什么因素决定的？

2. 试述紫外－可见分光光度计的主要部件及其作用。

四、计算题

1. 将已知浓度为 2.00mg/L 的蛋白质溶液用碱性硫酸铜溶液显色后，在 540nm 波长下测得其吸光度为 0.30。另取样品溶液同样处理后，在相同条件下测得其吸光度为 0.27，求样品中蛋白质浓度。

2. 利用分光光度法测定血清中镁的含量。取浓度为 10.0mmol/L 的镁标准溶液 10.00ml 置于 100ml 容量瓶中，加 3.00ml 显色剂进行显色后，稀释至刻线，摇匀，测得吸光度为 0.36；另取待测血清 50.00ml 置于另一相同规格的 100ml 容量瓶中，加

3.00ml 显色剂进行显色后，稀释至刻线，摇匀，测得吸光度为 0.48，试计算血清中镁的含量。

3. 已知 0.003g/100ml 的维生素 B_{12} 水溶液，在最大吸收波长 361nm 处的比吸光系数为 207，在相同的条件下称取 30.0mg 维生素 B_{12} 样品，溶于水并稀释至 1000ml，盛于 1cm 的吸收池中，在最大吸收波长 361nm 处测得吸光度为 0.582，求样品中维生素 B_{12} 的含量。

第五章 红外吸收光谱检验技术

知识要点

1. 基本概念：红外吸收光谱；伸缩振动；弯曲振动；基频峰；泛频峰；特征峰；相关峰；特征区；指纹区；振动自由度。
2. 基本理论：红外吸收光谱产生的条件；影响峰位的因素。
3. 基本方法：红外光谱的解析。
4. 基本技术：红外光谱检测的制样技术、傅里叶变换红外光谱仪的使用。
5. 技能应用：药品的鉴别、杂质检查。

红外吸收光谱法（IR）是以连续波长的红外线作为辐射源照射试样，根据物质对红外线的选择性吸收（吸收光谱）而建立起来的一种分析方法。通常将波长在 $0.76 \sim 2.5\mu m$ 的电磁辐射波段称为近红外区，波长在 $2.5 \sim 25\mu m$ 的电磁辐射波段称为中红外区，波长在 $25 \sim 1000\mu m$ 的电磁辐射波段称为远红外区。常见红外光谱仪的测定波长范围为 $2.5 \sim 25\mu m$，其波数范围为 $4000 \sim 400 cm^{-1}$，测定的吸收光谱称为中红外吸收光谱，简称红外光谱。

红外光谱是研究红外辐射与物质分子间相互作用的学科，属分子吸收光谱。因为红外辐射能量较低，只能引起分子振动能级的跃迁，在振动能级跃迁的同进又伴随着许多转动能级的跃迁，故红外光谱又称为振－转光谱。在药品检验中，红外光谱法具有分析速度快、试样用量少、不破坏试样、表征分子结构精细、专属性强、应用范围广（固、液、气态试样均可）等特点。

知识链接

红外光谱是有机化合物结构分析中的四大谱学（其他还有紫外光谱、质谱、核磁共振谱）之一，依据红外吸收光谱的峰位、峰强及峰形特征对物质分子的官能团进行鉴别，推测其存在的基团，进而推断未知化合物的化学结构。另外，红外吸收与物质浓度的关系在一定范围内服从光的吸收定律，这是红外分光光度法定量的基础。

第一节 基本原理

一、分子的振动

以双原子分子（或基团）的振动为例，分别以 m_1、m_2 代表两个不同质量的原子，把连接两者的化学键视为质量可以忽略不计的弹簧，则双原子分子可近似视为谐振子，两个原子间的伸缩振动可大致看成沿键轴方向的简谐振动。根据 Hooke 定律，谐振子的振动频率 ν 与键力常数 K 和双原子分子折合质量 u 的关系为：

$$\nu = \frac{1}{2\pi}\sqrt{\frac{K}{u}} \qquad\qquad 式（5-1）$$

其中，$u = \dfrac{m_1 \times m_2}{m_1 + m_2}$，从而可以计算出某些基团的基本振动频率，多数在中红外区。

二、红外吸收的条件与红外吸收光谱

（一）红外吸收的条件

当用红外光照射物质分子时，必须满足两个条件才能产生红外吸收。

1. 辐射光子的能量与振动跃迁所需能量相等。

光是有能量的，即：

$$E = h\nu \qquad\qquad 式（5-2）$$

式中 h 为普朗克常数，ν 为光的频率。

当光的能量与分子发生振动－转动能级跃迁的能量差相等时，才有可能被分子吸收。

2. 辐射与物质之间必须有耦合作用，即物质振动时偶极矩发生改变。

分子在振动过程中，由于键长和键角的变化，而引起分子的偶极矩的变化，结果产生交变的电场，这个交变电场会与红外光的电磁辐射相互作用，从而产生红外吸收。而多数非极性的双原子分子（H_2，N_2，O_2），虽然也会振动，但振动中没有偶极矩的变化，因此不产生交变电场，不会与红外光发生作用，不吸收红外辐射，称之为非红外活性。$Cl_2C =\!\!= CCl_2$ 的全对称伸缩振动也没有红外活性。

（二）红外吸收光谱

当分子吸收红外光之后，由振动、转动的基态跃迁到能量较高的能级，产生红外光谱。

分子从基态跃迁到第一激发态，对应的吸收光谱带称为基频峰。分子中基团的能级从基态向第二、第三……激发态跃迁，对应的吸收光谱带称为二倍频峰、三倍频峰……统称倍频峰。

另外，有些吸收峰是由两个或多个基频峰频率的和或差产生，分别称为合频峰或差频峰，如合频峰（$\nu_1 + \nu_2$，$2\nu_1 + \nu_2 \cdots$），差频峰（$\nu_1 - \nu_2$，$2\nu_1 - \nu_2 \cdots$）等。倍频峰、合频峰及差频峰统称泛频峰。泛频峰多数为弱峰，在谱图上一般不易辨认。泛频峰的存在，使红外光谱变得复杂，但却增加了红外光谱的特征性。

三、红外光谱的表示方法

红外光谱的表示方法与紫外光谱的表示方法不同。红外谱图上的纵坐标为透光率 $T\%$，横坐标为波长 λ（单位 μm）或波数 σ（波长的倒数，单位 cm^{-1}，有时用 $\bar{\nu}$ 表示），即红外光谱常用 $T - \lambda$ 曲线或 $T - \sigma$ 曲线（$T - \bar{\nu}$ 曲线）表示，吸收峰向下，向上则为谷，如图 5 - 1 所示。

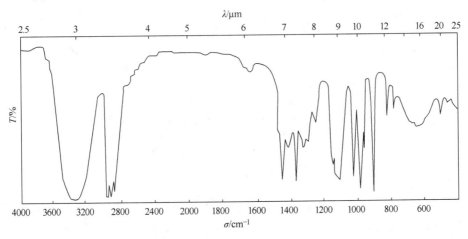

图 5 - 1　仲丁醇的红外光谱

从图 5 - 1 可以看出，红外谱图的波数是等分的，一般以 $2000 cm^{-1}$ 为界，其左右采用不同的比例。因为波长与波数互为倒数关系，所以，波数等分而波长不等分。

课堂互动

试讨论紫外 - 可见吸收光谱与红外吸收光谱的异同。

四、分子振动的类型

（一）伸缩振动

伸缩振动是原子沿着键轴方向伸缩，键长发生周期性的变化的振动。原子数大于等于 3 的基团，可以有对称伸缩振动和不对称伸缩振动两种形式，如图 5 - 2 所示。

1. 对称伸缩振动　指振动时各个键沿键轴方向同时伸长或同时缩短，用 ν_s 表示。

2. 不对称伸缩振动　指振动时，有的键沿键轴方向伸长，有的键沿键轴方向缩短，用 ν_{as} 表示。

图5-2 伸缩振动示意图

1. 对称伸缩振动 2. 不对称伸缩振动

（二）弯曲振动

弯曲振动是指基团键角发生周期性的变化的振动，也称为变形振动或变角振动。弯曲振动又可细分为面内剪式振动、面内摇摆振动、面外摇摆振动和面外扭曲振动四种形式，如图5-3所示。

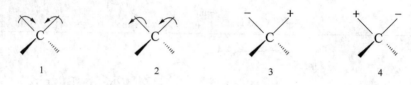

图5-3 弯曲振动示意图

1. 面内剪式振动 2. 面内摇摆振动 3. 面外摇摆振动 4. 面外扭曲振动

视域拓展

面内剪式振动和面内摇摆振动统称面内弯曲振动，其特点是振动方向处于几个原子构成的平面内。

面内剪式振动的特点是振动时键角的变化如同剪刀的开、合一样。

面内摇摆振动的特点是振动时有两个基团的键角不发生变化，作为一个整体在分子平面内左右摇摆。

面外摇摆振动和面外扭曲振动统称面外弯曲振动，其特点是振动方向垂直于几个原子所在的平面。

面外摇摆振动的特点是振动时两个基团的键角不发生变化，作为整体在垂直于分子的平面同步前后摇摆。

面外扭曲振动的特点是振动时两个基团在垂直于分子的平面交替前后摇摆，即离开分子平面作方向相反的前后摆动，又称蜷曲振动。

五、分子的振动自由度与吸收峰数

在研究多原子分子时，常把多原子的复杂振动分解为许多简单的基本振动，这些基本振动数目称为分子的振动自由度。每种振动形式都有它特定的振动频率，也即有相对应的红外吸收峰，因此分子振动自由度数目越大，则在红外吸收光谱中出现的峰数也就越多。双原子分子只有一种振动方式（伸缩振动），所以可以产生一个基本振动吸收峰。

多原子分子的振动比双原子振动要复杂得多，且随着原子数目的增加，振动形式也随之越复杂，红外吸收峰也就越多。

每一个振动自由度可看成分子的一种基本振动形式，它们都有其独特的振动频率。所以，由分子的振动自由度，可以估计可能出现的红外吸收峰的数目。含 n 个原子的线型分子，其振动自由度为 $3n-5$，如 CO_2 分子，其振动自由度为 $3\times3-5=4$；含 n 个原子的非线型分子，其振动自由度为 $3n-6$，如 H_2O 分子，其振动数为 $3\times3-6=3$。事实上，有多种因素能够造成振动自由度与红外吸收峰数目不相等。

六、特征峰和相关峰

物质的红外光谱是其分子结构的反映，谱图中的吸收峰与分子中各基团的振动形式密切相关。能用于鉴定原子团存在的并有较高强度的吸收峰，称为特征峰。例如，在 $1700cm^{-1}$ 附近的强大吸收峰，一般就是羰基的伸缩振动吸收峰。如果谱图上出现这种吸收峰，就可以判定化合物结构中存在羰基。我们把 $1700cm^{-1}$ 附近的强大吸收峰称为羰基的特征峰。

由一个官能团产生的一组相互依存的吸收峰，称为相关峰。在多原子分子中，一个官能团可能有多种振动形式，而每一种红外活性振动，一般均能相应产生一个吸收峰，有时还能观测到各种泛频峰。因而一个官能团常常会产生一组相关峰。在实际工作中，常用光谱中不存在某官能团的特征峰来否定某些官能团的存在，用一组相关峰来确定一个官能团的存在，这是红外光谱解析的一条重要原则。

七、特征区和指纹区

(一) 特征区

在红外光谱中，$4000\sim1300cm^{-1}$ 区域有一个明显特点：每一个吸收峰都与一定的官能团相对应。换一种说法，有机化合物分子中的一些主要官能团的特征吸收，多发生在该区域内，吸收峰比较稀疏，容易辨认，故称为特征区。

1. $4000\sim2500cm^{-1}$ 为 X—H 伸缩振动特征区　X 可以是 O、N 或 C 等原子，在此区域出现强吸收峰，可以作为判断有无羟基、羧基、氨(胺)基或碳氢键类型的重要依据。

2. $2500\sim1900cm^{-1}$ 为叁键和聚集双键区　主要包括—C≡C、—C≡N 等叁键的伸缩振动，以及—C=C=C、—C=C=O 等聚集双键的不对称性伸缩振动。

3. $1900\sim1200cm^{-1}$ 为双键伸缩振动区　主要包括碳氧双键和碳碳双键的伸缩振动，特别是出现在 $1900\sim1650cm^{-1}$ 区域的强吸收峰，是判断酮类、醛类、酸类、酰卤、酰胺、酯类以及酸酐等化合物的重要依据。

(二) 指纹区

红外光谱中，$1300\sim400cm^{-1}$ 区域的吸收峰，是由于 C—C、C—O、C—X 单键的伸缩振动以及分子骨架中多数基团的弯曲振动所引起。在该区域内，虽然有一些吸收峰

（如单键的伸缩振动）也对应着某些官能团，但是由于这些单键的强度相差不大，键两端的原子质量又相近，振动吸收峰出现的位置邻近，互相之间的振动耦合等影响较大，再加上各种弯曲振动的能级差小，所以在该区域内吸收峰密集、复杂多变，但能够体现化合物的光谱特征性，犹如人的指纹一样，故称为指纹区。指纹区内一般含有各种单键的伸缩振动峰，以及多数基团的面外弯曲振动峰。

在 $1300 \sim 900 \mathrm{cm}^{-1}$ 区域出现的吸收峰，除极少数较强的特征峰外，一般很难找到属于什么基团。对于鉴定有用的特征谱带主要有 C—H、O—H 的弯曲振动以及 C—O、C—N 等的伸缩振动。

八、影响谱带位置的因素

分子内各基团的振动并非完全孤立，往往要受分子内部因素的影响，有时还要受外部因素的影响，因此，基团的特征频率不是固定不变的，进行定性时应加以注意。

（一）内部因素

1. 电子效应　包括诱导效应和共轭效应。

诱导效应是由于取代基具有不同的电负性，通过静电诱导作用，引起分子中电荷分布的变化，从而引起化学键力常数的改变，导致键或基团的特征频率改变。但这种效应只沿着化学键发生作用，与分子的几何形状无关。

共轭效应是由于 π–π 或 p–π 共轭引起 π 电子的"离域"，使整个共轭体系的电子云分布趋于平均化，双键的电子云密度降低，键力常数减小，振动频率向低频方向移动。

2. 空间效应　由于取代基的空间位阻效应，使分子平面与双键不在同一平面，导致共轭效应下降，红外吸收峰移向高波数。

3. 氢键效应　由于氢键的形成，使电子云密度平均化（缔合态），体系能量下降，X—H 伸缩振动频率降低，吸收谱带强度增大、变宽。

例如，乙醇的浓度小于 0.01mol/L 时，乙醇分子间不形成氢键，羟基的伸缩振动 ν_{OH} 为 $3640 \mathrm{cm}^{-1}$；乙醇浓度大于 0.1mol/L 时，乙醇分子间发生氢键缔合，生成二聚体和多聚体，ν_{OH} 依次降低为 $3515 \mathrm{cm}^{-1}$ 和 $3350 \mathrm{cm}^{-1}$。

（二）外部因素

外部因素主要指试样状态及溶剂的影响。试样状态影响主要表现为物质由固态向气态变化时，其波数将增加。如丙酮在液态时 $\nu_{C=O}$ 为 $1718 \mathrm{cm}^{-1}$，在气态时 $\nu_{C=O}$ 为 $1742 \mathrm{cm}^{-1}$，因此在查阅标准红外图谱时，应注意试样状态和制样方法。溶剂的影响主要表现为极性基团的伸缩振动频率通常随溶剂极性增加而降低。

第二节　红外光谱仪

用于测量和记录试样红外吸收光谱并进行分析的仪器称为红外光谱仪，也称为红外分光光度计。红外光谱仪的基本结构与紫外光谱仪类似，由辐射源、样品室、单色器、检测器和记录系统等部分组成。目前常用的红外光谱仪有色散型和干涉型（FTIR）两类，其主要区别是后者采用傅里叶变换技术。

一、红外光谱仪的主要部件

（一）辐射源

能发射连续红外光谱的物体，即红外光谱的辐射源，也就是光源。常用的辐射源有能斯特灯和硅碳棒。

1. 能斯特灯　是由粉末状氧化锆、氧化钇和氧化钍等稀土元素氧化物的混合物烧结制成的中空或实心圆棒，直径约 $1 \sim 3mm$，长度约 $20 \sim 50mm$。使用前需要预热，工作温度为 $1750℃$，最大辐射波数为 $7100cm^{-1}$。优点是发光强度大，缺点是机械强度差、寿命短。

2. 硅碳棒　是由硅碳砂压制煅烧而成的两端粗中间细的实心棒，直径约 $5mm$，长约 $20 \sim 50mm$。使用前不需预热，工作温度为 $1200℃ \sim 1500℃$，最大辐射波数为 $5500 \sim 5000cm^{-1}$。优点是机械强度大、寿命长、稳定性好；缺点是需用冷却水，防止棒体升华。

（二）样品室

样品室是放置试样的地方。根据试样的状态和性质，采用适当的制样技术，制成适合测试的形式进行测定。固态试样可与岩盐晶体（如 KBr、NaCl 等，在 $4000 \sim 250cm^{-1}$ 范围内不产生红外吸收）混合压片，或者制成薄膜直接测定；气体及低沸点液体试样盛于两端为岩盐窗片的玻璃筒内；高沸点液体试样盛于拆卸式液体池内。

（三）单色器

色散型红外光谱仪的单色器与紫外－可见分光光度计的类似，由色散元件（反射式平面光栅）、准直镜和狭缝构成。傅里叶变换红外光谱仪不需要分光，而是通过干涉仪和计算机将检测器获得的测量信号转变成红外光谱。

（四）检测器

红外光的能量低，常用真空热电偶、测热辐射计、热释电检测器或高莱池等作为光电转换元件。

1. 真空热电偶是利用两种不同导体构成回路时的温差电现象，将温差转变为电位差的装置。为保证热电偶的高灵敏度及减少热传导造成热损失，将它安装在高真空的玻璃管中。

2. 测热辐射计是将极薄的黑化金属片作受光面，并作为惠斯顿电桥的一臂。当红外辐射投射到受光面而使它的温度改变，进而引起的电阻值改变，电桥就有信号输出，此信号大小与红外辐射强度成比例。

3. 热释电检测器是利用热电材料的单晶薄片作检测元件。

4. 高莱池(气胀式检测器)是利用低热容量薄膜吸收红外辐射而升温，导致某种气体膨胀，使射出光的强度发生改变而被检测。这是目前红外光谱仪中灵敏度比较高的一种检测器。

（五）显示器

目前的红外光谱仪都配有微处理机，能够快速而准确地处理各种参数、记录数据（透光率、吸光度、峰位等）、绘制红外吸收光谱图等。

知识链接

傅里叶变换红外光谱仪的优点：

1. 扫描速度快：一般能够在1秒钟内对全谱进行扫描，比色散型红外光谱仪提高数百倍，因此，GC-FTIR 和 HPLC-FTIR 等联用技术比较成熟，商品仪器已经投入使用。

2. 精密度高：傅里叶变换红外光谱仪的分辨率取决于干涉图形，波数准确度一般可达 $0.1 \sim 0.005 \mathrm{cm}^{-1}$，而色散型红外光谱仪的波数准确度约为 $0.2 \mathrm{cm}^{-1}$。

3. 灵敏度高：干涉型仪器的输出能量大，可分析 $10^{-9} \sim 10^{-12}$ g 超微量试样。

4. 测定光谱范围宽：测定光谱范围可达 $10 \sim 10^4 \mathrm{cm}^{-1}$。

5. 杂散光干扰小。

6. 样品不受因红外聚焦而产生的热效应的影响。

二、红外光谱仪的操作规程

1. **开机前准备** 认真阅读仪器使用说明书或手册，检查实验室电源、温度和湿度等环境条件，室温为15℃～30℃，相对湿度≤65%才能开机。

2. **开机** 首先打开仪器电源，稳定30分钟。开启电脑，并打开仪器操作平台软件。

3. **扫描和输出红外光谱图** 根据样品特性以及状态，事先需要按照相应的制样方法并制样。测试红外光谱图时，先扫描空光路背景信号，再扫描样品文件信号，经傅里叶变换得到样品红外光谱图。根据需要，打印或者保存红外光谱图。

4. **关机** 先关闭软件系统，再依次关闭显示器和红外主机和打印机，盖上仪器防尘罩。记录使用情况。

5. **注意事项**

（1）注意软件的正常交流，做好软件备份，以防染上计算机病毒。

（2）红外实验室应适当通风换气，以避免积聚过量的二氧化碳和有机溶剂蒸气。

（3）KBr 及 NaCl 窗片需注意防止吸湿、潮解。用溶剂（CCl_4或$CHCl_3$）清洗窗片时，不要靠近红外灯，否则，移开灯后温差太大，窗片会碎裂。

（4）试样不能长时间置于样品室，否则会污染光学系统，引起仪器性能下降。

（5）随时保持仪器内置干燥剂及样品室内的干燥剂处于有效状态。

三、岛津 IRPrestige－21 型傅里叶变换红外光谱仪的操作方法

1. 开机　依次开启稳压电源、显示器、红外光谱仪主机、计算机主机及打印机等电源开关。

2. 启动系统

（1）双击桌面【IRsolution】快捷键，进入 IRsolution 工作站。

（2）点击功能条中的【Measure】窗口，选择【Measurement】中的【Initialize】，弹出对话框，点击【Yes】，仪器初始化至 4 个绿灯亮起，【Status】窗口中显示 INIT success，即可进行参数设定。

3. 设定参数

在【Measure】窗口中，设置适当参数。对于常规操作，参数设置如下：

（1）在【Data】页中，设置：

Measurement Mode	选择 % Transmittance
Apodisation	选择 Happ－Genzel
No. of Scans	选择 20
Resolution	选择 4.0
Range（cm^{-1}）	选择 4600～400

（2）在【Instrument】页中，设置：

Beam	选择 Internal
Detector	选择 Standard
Mirror Speed	选择 2.8

（3）在【More】页中，Normal 设置：

Gain	选择 Auto
Aperture	选择 Auto

Monitor 设置：

Gain	选择 1
Mode	选择 % Transmittan

4. 光谱测定

（1）创建文件名　在【Measure】窗口的【Data file】框中，选择合适的路径，写入待测图谱的文件名；在【Comment】框中输入供试品名。

（2）采集背景的红外光谱　打开样品室盖，将空白对照品放入样品室的样品架上，盖上样品室盖。点击此窗口的【Bkg】键，弹出对话框，点击【确定】，进行背景扫描。

（3）采集供试品的红外光谱　打开样品室盖，取出空白对照，将经适当方法制备的供试品放入样品室的样品架上，盖上样品室盖。点击【Measure】窗口，点击【Sample】键，

进行供试品扫描。

（4）打印图谱　点击【File】菜单栏，选择【Print Preview】键，弹出对话框，点击【确定】弹出对话框，根据不同需要确定不同打印格式，点击【打开(O)】，点击【打印】。

测定下一个供试品，重复上述(2)、(3)、(4)操作。

5. 关机　测定工作完毕后，应按照 Windows 操作系统的要求，逐级退出窗口，关闭计算机主机，关闭显示器、红外光度计主机、打印机和稳压器电源。填写仪器使用记录。

第三节　制样技术

在红外光谱图中，化合物的特征吸收频率、强度和形状与试样的状态、制样方法密切相关。要获得一张高质量的红外光谱图，除了仪器本身的因素外，还必须采用合适的制样方法，否则达不到预期效果。例如，固体样品如果粉碎度不够，粒度过大会引起较强散射，使谱图基线发生漂移，吸收谱带发生畸变；液体样品会因为选择液膜厚度不当或液膜中存在气泡而影响光谱图质量。

一、红外光谱对试样的要求

1. 试样应该是单一组分的纯物质，纯度应大于98%或符合商业规格，才便于与纯物质的标准谱进行对照。多组分试样应在测定前尽量预先用分馏、萃取、重结晶、区域熔融或色谱法进行分离提纯，否则，各组分光谱相互重叠，难以判断。

2. 试样中不应含有游离水。水分子本身有红外吸收，会严重干扰样品谱图，且会侵蚀岩盐窗片。

3. 试样的浓度和测试厚度应适当，以使光谱图中大多数吸收峰的透光率在10% ~ 80%范围内为宜。

二、制样方法

（一）固体试样的制备

1. 压片法　粉末状试样常采用压片法。将 1~2mg 固体试样与 200mg 纯 KBr 混合研细，其粒度应小于 $2\mu m$（因为中红外区的波长是从 $2.5\mu m$ 开始的），在油压机上压成薄片，即可用于测定。

2. 糊状法　在玛瑙研钵中将干燥的粉末研细，加入几滴悬浮剂（常用石蜡油或氟化煤油）研成均匀的糊状，涂在岩盐窗片上测定。注意：试样中不能含有—OH（避免 KBr 中水的影响），此法不能用来研究饱和烷烃的红外吸收（液体石蜡本身有红外吸收）。

（二）液体试样的制备

1. 液膜法　沸点高于100℃的液态试样可采用液膜法测定。取 1~2 滴试样滴在两块岩盐窗片之间，压成厚度适当、没有气泡的液膜进行测定。

2. 液体池法　对于低沸点液体试样的测定或定量分析，要用固定密封液体池。制样时液体池倾斜放置，样品从下口注入，直至液体被充满为止，用聚四氟乙烯塞子依次堵塞池的入口和出口，进行测试。

（三）气态试样的制备

气态样品一般都灌注于气体池内进行测试。

（四）特殊试样的制备

1. 熔融法制成薄膜　对熔点低，在熔融时不发生分解、升华和其他化学变化的物质，用熔融法制备。可将试样直接用红外灯或电吹风加热熔融后涂于岩盐窗片上，制成薄膜，冷却后测定。

2. 热压法制成薄膜　对于某些聚合物可把它们放在两块具有抛光面的金属块间加热，样品熔融后立即用油压机加压，冷却后揭下薄膜，夹在夹具中直接测试。

3. 溶液法制成薄膜　将试样溶解在低沸点的易挥发溶剂中，涂于岩盐窗片上，待溶剂挥发后测定。如果溶剂和试样不溶于水，使它们在水面上成膜也是可行的。比水重的溶剂可在汞表面成膜。

第四节　红外光谱的解析

一、红外图谱解析的原则

解析红外光谱一般应遵循如下原则：

1. 红外光谱解析的"三要素"　首先要识别峰位，其次查看峰强，再次分析峰形，三者缺一不可。例如，羰基在 $1820 \sim 1640cm^{-1}$ 区域内产生强吸收峰，往往是谱图中的最强峰，中等宽度。若在 $1750 \sim 1650cm^{-1}$ 区间出现强峰，代表醛和酮分子中羰基的伸缩振动吸收，若出现弱峰，就不能表明试样中含有醛和酮的羰基结构，而可能是含有其他不饱和键的物质。

2. 用一组相关峰确认官能团　遵循这条原则防止片面利用某特征峰来确认官能团而出现"误诊"。例如谱图中在 $2962 \pm 10cm^{-1}$、$1450 \pm 20cm^{-1}$、$2872 \pm 10cm^{-1}$、$1380 \sim 1370cm^{-1}$ 处同时出现吸收峰时，方能断定试样分子结构中含有甲基。若特征频率区内未发现特征吸收峰，则可否定相应官能团的存在。

二、常见官能团的红外吸收峰

1. 羰基　含有羰基的化合物很多，在 $1820 \sim 1640cm^{-1}$ 区域内都会产生强吸收峰，不同种类的化合物还会产生不同的相关峰。如羧基中有—OH存在，在 $3300 \sim 2500cm^{-1}$ 区域内有一个宽的吸收峰；酯结构有C—O—C伸缩振动存在，在 $1300 \sim 1000cm^{-1}$ 附近有中等强度吸收；醛基有与羰基直接相联的氢，其C—H的伸缩振动在 $2750cm^{-1}$ 和

2850cm^{-1}附近有两个弱吸收；酮类化合物在1300~1100 cm^{-1}区域内有吸收。

2. 醇和酚　有—OH 存在，在 3300~2500cm^{-1}区域内有一个宽的吸收峰，同时，又在 1300~1000cm^{-1}区域内有 C—O 的强吸收峰。

3. 碳碳双键和芳环　均能在 1650cm^{-1}附近出现弱吸收；而芳环在 1650~1450cm^{-1}区域内还有中等或较强的吸收峰。

4. 叁键　炔烃叁键在 2150cm^{-1}附近有弱而尖的吸收；末端炔的叁键上联有氢，在 3300 cm^{-1}附近有吸收峰。腈类叁键在 2250cm^{-1}附近有个中等强度而尖锐的吸收峰。

三、红外光谱解析的步骤

解析红外光谱时，首先观察解析特征区，确定化合物有何官能团，并归属其类别。然后查看解析指纹区，判断化合物的结构。对于未知化合物，还要综合其他旁证信息，才能确定化合物的化学结构。

1. 尽可能了解化合物的其他信息，如样品来源、样品的理化性质，其他分析数据，试样重结晶溶剂及纯度等，作为光谱解析的旁证。

2. 排除可能出现的"假谱带"。常见的有水的吸收，在 3400cm^{-1}、1640cm^{-1} 和 650cm^{-1}附近。CO_2的吸收，在 2350cm^{-1} 和 667cm^{-1}附近。还有处理样品时重结晶的溶剂吸收。

3. 若可以写出分子式，则应先算出分子的不饱和度 Ω(或 U)。

通过计算不饱和度估计分子结构式中是否有双键、叁键或芳香环等，并可验证光谱的解析是否合理。

不饱和度即分子结构达到饱和的链状结构所缺一价元素的"对"数。每缺"一对"一价元素，不饱和度为一个单位（$\Omega = 1$）。

若分子式中含一、二、三、四价元素（ 主要指 H、X、O、N、C 等 ）可按下式计算不饱和度：

$$\Omega = \frac{2 + 2n_4 + n_3 - n_1}{2}$$
式(5 – 3)

式中 n_4、n_3 及 n_1 为分子式中四价、三价及一价元素的数目，$2 + 2n_4 + n_3$ 是达到饱和所需的一价元素的数目，每缺少"一对"一价元素就形成一个不饱和度，故除以 2。计算不饱和度时，二价元素的数目无需考虑，因为它根据分子结构的不饱和状况以双键或单键来填补。

式(5 – 3)不适于含五价元素的分子，如含—NO_2的化合物。

例如，樟脑的分子式为 $C_{10}H_{16}O$，其不饱和度为：

$$\Omega = \frac{2 + 2 \times 10 - 16}{2} = 3$$

一般来说，常见的不饱和度的数目与分子结构的关系如下：

$\Omega = 0$，表示链状饱和化合物；

$\Omega = 1$，表示一个双键，或一个饱和脂环；

$\Omega = 2$，表示二个双键，或一个叁键，或一个双键脂环；

$\Omega = 3$，表示三个双键，或二个脂环加一个双键；

$\Omega = 4$，表示一个苯环或苯环有不饱和基团。

四、红外光谱定性的方法

红外光谱的定性鉴别一般采用两种方法，一种是用已知标准物对照法，即在完全相同的条件下，分别检测已知标准品和试样的红外光谱，并认真比对，若谱图相同，则肯定为同一化合物。另一种是标准图谱查对法，即在与标准谱图完全相同的条件下检测试样的红外光谱，将它与标准谱图认真比对，当谱图上的特征吸收带位置、强度及形状与标准谱图相一致时，可以判定试样与标准品相同。常见的标准红外光谱图集有 Sadtler 红外谱图集、Coblentz 学会谱图集、API 光谱图集及 DMS 光谱图集。

当然，任何两个红外光谱图不可能绝对一致，但同一物质在相同条件下检测的两张红外光谱图，其各个特征吸收带的位置和相对强度的顺序应是不变的。对于复杂试样，若不能作出完全肯定的推断，需要与质谱、核磁共振谱等联合解析，往往能够得出正确的结论。

第五节　红外光谱在药品检测中的应用

一、在药物分析中的应用

红外光谱不仅可以提供化合物的类型、官能团以及结构异构等信息，还能反映出化学键的键长和键角等结构的差异。由于红外光谱特征性较强，用于物质鉴定较紫外光谱更可靠，特别是用于化学结构比较复杂的药品和化学结构相互之间差异小的药品的鉴别，远胜于其他常规理化鉴别方法。《中国药典》(2010 年版)采用红外光谱鉴别的药品已经超过 500 种。

用红外光谱进行药品真伪鉴别，多采用标准图谱对照法，即将测得的试样图谱与《药品红外光谱集》里的图谱相对照，相同则为同一物质，不同则为不同物质。也有少部分药品采用与标准品的图谱进行对照，即将试样与标准品同法处理测得的图谱相比较，这种方法常常在新药标准中采用。

例如，甲苯咪唑是一种广谱驱肠虫药，有 A、B、C 三种晶型，其中，A 晶型是无效晶型，红外最大吸收波数为 1119.9cm^{-1}；B 晶型未经药理试验，红外最大吸收波数为 1099.8cm^{-1}；C 晶型为有效晶型，红外最大吸收波数为 834.6cm^{-1}。检测时，采用石蜡糊状法，分别测定试样及含有 10% A 晶型的甲苯咪唑对照品的红外光谱图，通过计算相应峰位的吸收度比值进行有效成分的含量测定。

二、在药物研究中的应用

应用最广泛的药物研究领域，是用红外光谱鉴别中药材的真伪，一般先提取中药中的某成分或某混合物，然后检测其红外光谱并与标准图谱对比，从而作出判断。如用红外光谱鉴别药材产地、药材的真伪、药材的不同采摘期等；再如用红外光谱鉴别天然牛黄、真品牛黄的红外光谱中，波数在 $745 \sim 755 \text{cm}^{-1}$、$980 \sim 990 \text{cm}^{-1}$、$1240 \sim 1250 \text{cm}^{-1}$、$1565 \sim 1570 \text{cm}^{-1}$、$1620 \sim 1630 \text{cm}^{-1}$、$1655 \sim 1665 \text{cm}^{-1}$ 区域均有明显吸收峰，与人工牛黄和伪品牛黄有明显差别，很容易区分。

同 步 训 练

一、单项选择题

1. 二氧化碳分子的平动、转动和振动自由度的数目分别为（　　）

　　A. 4　　　　　　　　B. 3　　　　　　　　C. 2　　　　　　　　D. 1

2. 乙炔分子的平动、转动和振动自由度的数目分别为（　　）

　　A. 5　　　　　　　　B. 6　　　　　　　　C. 7　　　　　　　　D. 8

3. 红外光谱是（　　）

　　A. 原子光谱　　　　B. 离子光谱　　　　C. 分子光谱　　　　D. 电子光谱

4. 当用红外光激发分子振动能级跃迁时，其化学键越强，则（　　）

　　A. 吸收光子的波数越大　　　　　　　　B. 吸收光子的波长越长

　　C. 吸收光子的频率越小　　　　　　　　D. 吸收光子的数目越多

5. 傅里叶变换红外光谱仪的获得红外光谱的部件是（　　）

　　A. 玻璃棱镜　　　　B. 石英棱镜　　　　C. 卤化盐棱镜　　　　D. 干涉仪

6. 分子不具有红外活性的一定是（　　）

　　A. 分子振动时有偶极矩变化　　　　　　B. 双原子分子

　　C. 非极性分子　　　　　　　　　　　　D. 分子的偶极矩为零

二、填空题

1. 红外光区在可见光区和微波光区之间，习惯上又将其分为三个区：_____、_____和_____，其中_____的应用最广。

2. 红外光谱法主要研究振动中有_____变化的化合物，因此，除了_____和_____等外，几乎所有的化合物在红外光区均有吸收。

3. 红外光谱仪常用_____或_____作辐射源。

4. 解析红外光谱的三要素是_____、_____和_____。

5. 在红外光谱图中，基团—C≡C—、—C≡N、=C=O、—C=C—的伸缩振动吸收峰分别出现在_____ cm^{-1}，_____ cm^{-1}，_____ cm^{-1}，_____ cm^{-1}。

6. 在红外光谱中，有机化合物分子中的一些主要官能团的特征吸收，多发生在_____区域内，吸收峰比较稀疏，容易辨认，故称为_____区。_____区域的吸收峰密集，复杂多变，但能够体现化合物的光谱特征性，犹如人的_____一样，故称为_____。

7. 产生红外吸收光谱的条件是_____、_____。

三、简答题

1. 分别计算分子式为 C_7H_7NO、C_6H_6NCl 的化合物的不饱和度。

2. 红外光谱仪有哪些基本部件构成？

第六章　其他光学仪器检验技术

知识要点

1. **基本概念**：原子吸收光谱法；第一激发态；荧光光谱法；荧光效率；旋光度测定法；折光率测定法。

2. **基本理论**：原子吸收光谱法、荧光光谱法、旋光度测定法、折光率测定法的测定原理。

3. **基本方法**：标准曲线法；标准加入法；内标法；比例法；联立方程法。

4. **基本技术**：原子吸收分光光度仪、荧光分光光度计、旋光仪、折光计的使用。

5. **技能应用**：药品的有效成分含量测定和纯度鉴别。

第一节　原子吸收光谱检验技术

一、原子吸收光谱法简介

原子吸收光谱法（AAS）又称为原子吸收分光光度法，基于从光源辐射出待测元素的特征谱线，通过试样蒸气时被待测元素的基态原子吸收，由特征谱线被减弱的程度来测定试样中待测元素含量的方法。

原子吸收光谱法按照实现原子化方法的不同，主要分为火焰原子吸收光谱法、非火焰原子吸收光谱法和低温原子吸收光谱法三类。非火焰原子吸收光谱法中石墨炉原子吸收光谱法最为常见。低温原子吸收光谱法又称为化学原子吸收光谱法，包括氢化物原子吸收光谱法和冷蒸气原子吸收光谱法。在药品检验过程中，火焰原子吸收光谱法和石墨炉原子吸收光谱法的应用最为广泛，可用于大多数元素的测定。

视域拓展

原子吸收光谱法灵敏度高，检测限可达到 $10^{-6} \sim 10^{-13}$ g/ml；选择性好，吸收谱线及基体干扰少，且易消除；精密度高，相对标准偏差（RSD%）一般低于3%，是测量痕量和超痕量元素的有效方法。另外，该法分析范围广，不仅可以测定金属元素，也可以间接测定某些非金属元素和有机化合物，目前可用原子吸收光谱法测定的元素达 70 多种。近年来，原子吸收光谱法在工业、农业、教学科研等方面起着积极作用，特别是在医药卫生领域，对于影响中药材质量及人体健康的微量元素的含量测定，原子吸收光谱法往往是一种首选分析方法。

二、原子吸收光谱法基本原理

原子由原子核及核外电子组成，原子的核外电子具有不同的能级，决定了原子具有不同的能级状态。原子处于最低能级状态时称为基态，其余能级状态称为激发态，而能级最低的激发态称为第一激发态。当原子吸收特征波长的光，外层电子在不同能级间跃迁会产生多条吸收谱线，而在基态和第一激发态之间跃迁产生的吸收谱线称为共振吸收线。共振吸收线通常为最强的吸收谱线。由于各元素的原子结构和外层电子排布不同，不同元素的原子从基态激发至第一激发态时吸收的能量不同，产生的共振吸收线也不同；另外，从基态到第一激发态的跃迁最容易发生，通常谱线也最强。因此，对大多数元素来说，共振吸收线是各元素的特征谱线，也是所有谱线中最灵敏的谱线，在实际应用中，大多利用共振吸收线进行定量分析。

在原子吸收分析过程中，要想测定元素的共振吸收线，使试样中的被测元素产生一定浓度的基态原子是关键。在原子化过程中，被测元素转化为基态原子的同时，一部分也会转化为激发态原子，且原子化温度越高、吸收波长越长，激发态原子所占的比例越大。但在原子吸收分析法中，原子化温度一般不超过 3000K，激发态原子和基态原子的个数之比一般均小于 10^{-3}。也就是说，激发态原子数还不到基态原子数的 1%，甚至更少。因此，基态原子数可近似地认为等于被测元素的总原子数，所有的吸收都被认为是在基态进行的，可用于原子吸收的吸收谱线数目就大大减少，每种元素仅有 3～4 条有用的光谱线，这是原子吸收分光光度法灵敏度高、抗干扰能力强的一个重要原因。如钠原子在基态和第一激发态之间跃迁只产生 589.0nm 和 589.6nm 两条吸收谱线。

在原子吸收分析过程中，原子蒸气对空心阴极灯发射的特征辐射进行选择性吸收，在一定浓度范围内，其吸收强度与试液中被测组分含量的定量关系符合光的吸收定律（郎伯－比耳定律），即：

$$A = -\lg T = KcL \qquad\qquad 式(6-1)$$

式中，A 为吸收强度；T 为透射比；K 为常数；L 为光通过原子化器光程（长度），每台仪器的 L 值是固定的；c 为被测组分浓度；式(6-1)可以表示为：

$$A = Kc \qquad\qquad 式(6-2)$$

也就是说，在一定浓度范围内，其吸收强度与试液中被测组分的含量成正比。

在实际应用中，常采用峰值吸收法进行测定，这样使用低分辨率的单色器即可满足测量要求，使成本大大降低。

　　峰值吸收法是以吸收线轮廓的中心频率或中心波长所对应的峰值吸收系数 K_0 作为吸收线的吸收系数，以峰值吸收处测得的吸光度为依据来测定被测溶液的浓度。也就是说，在一定条件下，峰值吸收处测得的吸光度与试样中被测元素的浓度呈线性关系，这是原子吸收分光光度法进行定量分析的基础。

三、原子吸收分光光度计

　　原子吸收分光光度计按照光束数，可分为单光束原子吸收分光光度计和双光束原子吸收分光光度计；按照原子化系统，可分为火焰原子吸收分光光度计、非火焰原子吸收分光光度计和低温原子化吸收分光光度计。无论哪种类型的原子吸收分光光度计，结构都基本相同，主要由锐线光源、原子化器、单色器、检测系统等几部分组成，另有背景校正系统和自动进样系统。

　　原子吸收分析过程及仪器基本结构如图6-1所示。待测试样采用适当的预处理方法成为试液，在原子化器中雾化变成气溶胶，与燃气及助燃气混合后送至燃烧器，试液中被测元素在高温中转化为气态的基态原子，并吸收从光源发射出的与被测元素对应的特征波长辐射，透过光再经单色器分光后，由光电倍增管接收，将光信号转变为电信号，经放大器放大，从读数装置中显示出吸光度值或光谱图。

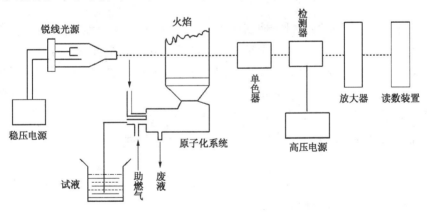

图6-1　原子吸收分光光度计基本结构示意图

（一）光源

　　光源又称为锐线光源，其作用是发射被测元素基态原子所吸收的特征共振线。要求选择的光源能发射待测元素的共振吸收线，且辐射波长的半宽度要明显小于吸收线的半宽度、辐射强度大、稳定性好、背景信号低、使用寿命长等。空心阴极灯以被测元素作为阴极，发射的光谱主要为被测元素的光谱，且能满足上述各项要求，是最常用的锐线光源。其构造见图6-2。

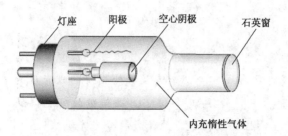

图6-2　空心阴极灯结构示意图

空心阴极灯是一种低压气体放电管，用被测元素的纯金属或合金作为空心阴极的材料，用金属钨作为阳极材料，将两电极密封于充满低压惰性气体的玻璃管内。空心阴极灯在高压电场作用下，电子由阴极高速射向阳极，运动过程中与管内的惰性气体原子发生碰撞，并使之电离，电离产生的正粒子在电场作用下高速撞击阴极表面被测元素的原子，使其以激发态的形式溅射出来，当它返回基态时即可辐射出该元素的特征共振线。

空心阴极灯工作电流一般为几毫安至几十毫安，阴极温度和气体放电温度都不是很高，谱线的多普勒变宽可以控制得很小，灯内的气体压力很低，劳伦茨变宽也可忽略。因此，所得谱线较窄，灵敏度较高。由于原子吸收分析中每测一种元素需换一个灯，很不方便，现亦用多种金属粉末混合作为阴极，制成多元素空心阴极灯，只要更换波长，就可以用一个灯同时测定多种元素，但辐射强度、灵敏度、寿命都不如单元素灯。如果金属组合不当，易产生光谱干扰，使用尚不普遍。

（二）原子化器

原子化器的作用是提供能量，使试样干燥、蒸发并使被测元素转化为气态的基态原子。在原子吸收光谱分析中，试样中被测元素的原子化是整个分析过程的关键环节，要求原子化器具备较高的原子化率、较小的记忆效应和较低的噪声，以得到灵敏度高和重复性好的测定结果。原子化器主要包括火焰原子化器、石墨炉原子化器、氢化物原子化器和冷蒸气原子化器四类。氢化物原子化器和冷蒸气原子化器又称为低温原子化器。在药品检验过程中，应用最为广泛的是火焰原子化器和石墨炉原子化器。

1. 火焰原子化器　利用化学火焰的高温，将被测元素原子化，常用的火焰原子化器为预混合型原子化器，由雾化器、雾化室和燃烧器三部分组成，基本结构如图6-3所示。

雾化器是火焰原子化器的关键部件，其作用是将试液雾化，使待测试液变成高度分散的雾状形式，雾滴越小越细，越有利于基态原子的生

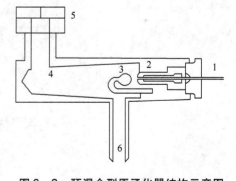

图6-3　预混合型原子化器结构示意图
1. 毛细吸液管　2. 喷雾器　3. 撞击球
4. 混合室　5. 燃烧器　6. 废液管

成。雾化器的雾化效率比较低，一般为10%左右，这是影响火焰化原子吸收光谱法灵敏度和检出限的主要原因。

待测试液经雾化器雾化后，还会存在一定数量的大雾滴，影响原子化效果。混合室的作用，一是使较大雾粒沉降、凝聚，从废液口排除；二是使雾粒与燃气、助燃气均匀混合形成气溶胶，再进入火焰原子化区；三是起缓冲、稳定混合器气压的作用，以便使燃烧器产生稳定的火焰。

燃烧器最常用的是单缝燃烧器。燃气和助燃气在混合室预混合后，在燃烧器缝口点燃形成火焰。待测试液在火焰区经干燥、融化、蒸发和解离后，实现待测元素的原子化，产生大量的基态原子和极少量的激发态原子。因此，在原子吸收分析过程中，火焰应具有足够高的温度，能有效地蒸发和分解试样，并使被测元素原子化。此外，火焰应该稳定、背景发射和噪声低、燃烧安全。常用的是乙炔 – 空气火焰，它能够为 35 种以上的元素充分提供最适宜的温度，最高火焰温度约为 2700℃。

2. 石墨炉原子化器　利用电能加热盛放试液的石墨容器产生高温，实现试液中被测元素原子化，常见的管式石墨炉原子化器主要由炉体、石墨管以及电、水、气供给系统组成，基本结构如图 6 – 4 所示。

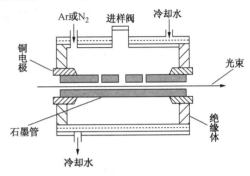

图 6 – 4　石墨炉原子化器结构示意图

石墨管外径为 6nm，内径为 4nm，长度为 30nm 左右，管两端用铜电极夹住，铜电极周围用水箱冷却。由于石墨管电阻较大，通入强电流后，可产生高温，在 1～2 秒内最高温度可达到 3000℃，使石墨管中盛放的少量试液形成蒸气并原子化。石墨炉原子化器的升温程序由微机控制，分为干燥、灰化、原子化和净化四个阶段。在保护气室内通以氮或氩的惰性气体，可以保护已原子化了的原子不再被氧化，同时有效地除去在干燥和挥发过程中产生的试剂、基体蒸气。

与火焰原子化相比，石墨炉原子化具有以下优点：在充有惰性保护气的气室内，原子化过程在强还原性石墨介质中进行，且有惰性气体保护，有利于难溶性氧化物的原子化；可不经过前处理直接进行分析，适于生物试样的分析；原子在吸收区内平均停留时间较长，灵敏度较高；原子化效率较高，达 90% 以上。但该原子化法有较强的背景，试样组成的不均匀性对测定结果的影响较大，重现性精密度较火焰原子化法差。

3. 氢化物原子化器　由氢化物发生器和原子吸收池组成，可用于砷、锗、铅、镉、硒、锡、锑等元素的测定。其功能是将待测元素在酸性介质中还原成低沸点、易受热分解的氢化物，再由载气导入由石英管、加热器等组成的原子吸收池，在吸收池中氢化物被加热分解，并形成基态原子。该原子化法选择性好，机体干扰少，检出限较低。

4. 冷蒸气发生器原子化器　由冷蒸气发生器和原子吸收池组成，专门用于汞的测定。该原子化器的功能是将供试品溶液中的汞离子还原成汞蒸气，再由载气导入石英原子吸收池，进行测定。这种方法不需对试样进行加热分解，因此也被称为冷分析法。

（三）单色器

单色器由入射和出射狭缝、反射镜和色散元件组成，其作用是将所需要的共振吸收线分离出来，进入检测器。单色器关键部件是色散元件，现在商品仪器多采用光栅。与分子吸收分光光度计相反，原子吸收分光光度计的单色器通常配制在原子化器后，可以防止原子化时产生的辐射不加选择地进入检测器，避免光电倍增管的疲劳。由于原子吸收分光光度计采用的是锐线光源，原子吸收谱线本身比较简单，且吸收值测定方法采用峰值吸收法，因而对单色器的分辨率要求不是很高。

（四）检测系统

原子吸收光谱仪中广泛使用的检测器是光电倍增管，其作用是将单色器分离出的光信号转换成电信号，经放大器放大，由读数装置显示或记录仪记录吸光度值或光谱图，也可用计算机自动处理系统输出结果。最近一些仪器也采用其他的检测器，如适合于弱光检测的电荷耦合器件检测器和电荷注入器件检测器，以及适用于多元素同时测定的二极管阵列检测器。

（五）背景校正系统

背景干扰通常来源于药品中的共存组分及其在原子化过程中形成的次生分子或原子的热发射、光吸收、混合光散射等。背景干扰是原子吸收测定中常见现象，在仪器设计时会采用一些背景校正方法予以克服，如常用的连续光源（在紫外区通常用氘灯）法等。

 课堂互动

原子吸收分光光度计主要由哪几部分组成？每部分的主要作用是什么？

四、实验方法

（一）测定条件的选择

1. **分析线选择**　通常选用共振吸收线为分析线，因为共振吸收线一般也是最灵敏的吸收线。但是并不是在任何情况下都一定要选用共振吸收线作为分析线。如测定高含量元素时，可以选用灵敏度较低的非共振吸收线为分析线，得到合适的吸收值来改善校正曲线的线性范围；Hg、As、Se等元素的共振吸收线在远紫外区，火焰组分对其有明显吸收，故用火焰法测定这些元素时就不宜选择其共振吸收线作为分析线。最适宜的分析线视具体情况由实验测得，即扫描空心阴极灯的发射光谱，获取可供选用的谱线，并喷入试液，察看谱线吸收情况，选择吸收值适度且受干扰程度小的谱线作为分析线。

2. **狭缝宽度选择**　由于原子吸收线的数目、谱线重叠的几率大大减少，允许使用较宽的狭缝，以增加灵敏度，提高信噪比。但对于多谱线的元素，如过渡金属、稀土金属等，要选择较窄的狭缝，以减少干扰，改善线性范围。合适的狭缝宽度可由实验方法确定，即将试液喷入火焰中，调节狭缝宽度，并观察相应的吸光度变化，吸光度大且平稳时的最大狭缝宽度即为最佳狭缝宽度。

3. **空心阴极灯的工作电流选择**　空心阴极灯一般需要预热 10 ~ 30 分钟才能达到稳定输出。灯电流过小，放电不稳定，故光谱输出不稳定，且光谱输出强度小；灯电流过大，发射谱线变宽，导致灵敏度下降，校正曲线弯曲，灯寿命缩短。选用灯电流的一般原则是，在保证有足够强且稳定的光强输出条件下，尽量使用较低的工作电流。通常以空心阴极灯上标明的最大电流的 1/2 ~ 2/3 为工作电流。在实际工作中，通过绘制吸光度－灯电流曲线选择最佳灯电流。

4. **原子化条件的选择**

(1) 火焰类型和特性的选择　在火焰原子化法中，火焰类型和特性是影响原子化效率的主要因素。对于易电离的元素，使用低温火焰，如空气－乙炔火焰；对于易形成难离解化合物的元素，采用高温火焰，如氧化亚氮－乙炔火焰；对分析线位于短波区（200nm 以下）的元素，对烃类火焰有明显的吸收，宜使用空气－氢火焰。为了获得所需特性的火焰，还需要调节燃气与助燃气的比例。

(2) 燃烧器高度的选择　在火焰区内，自由原子的空间分布不均匀，且随火焰条件而改变，因此，应调节燃烧器的高度，以使来自空心阴极灯的光束从自由原子浓度最大的火焰区域通过，以期获得高的灵敏度。

(3) 升温程序条件的选择　在石墨炉原子化法中，合理选择干燥、灰化、原子化及净化阶段的温度与持续时间是十分重要的，均要通过实验来确定。干燥应在稍低于溶剂沸点的温度下进行，以防止试液飞溅。灰化的目的是除去基体组分，在保证被测元素没有损失的前提下应尽可能使用较高的灰化温度。原子化温度应选用吸收信号最大时的最低温度。原子化时间的选择，应以保证完全原子化为准。原子化阶段停止载气通入，以延长自由原子在石墨炉内的平均停留时间，有利于提高灵敏度和改善检出限。净化的目的是为了消除残留物产生的记忆效应，净化温度应高于原子化温度。

5. **进样量的选择**　原子吸收分光光度法的取样量应根据被测元素的性质、含量、分析方法及要求的精确度来确定。进样量过小，吸收信号弱，不便于测量。进样量过大，在火焰原子化法中，对火焰产生冷却效应；在石墨炉原子化法中，会增加净化的难度。在实际工作中，应测定吸光度随进样量的变化，选择吸光度最大时的最小进样量作为最佳进样量。

（二）定量分析方法

原子吸收分光光度法常用的定量分析方法有标准曲线法、标准加入法和内标法三种。工作曲线法简便、快速，但仅适用于组成简单的试样。标准加入法能消除分析中的基体效应干扰，但不能消除分子吸收、背景吸收等干扰，应该进行试剂空白的扣除；对于灵敏度较差元素的测定，容易引入较大误差。内标法可以消除在原子化过程中由于实验条件(燃气助燃气流量、机体组成、表面张力等)变化而引起的误差，但只能在双波道型原子吸收分光光度计上应用。

五、原子吸收分光光度计的操作技术

(一)原子吸收分光光度计的操作规程

1. 检查仪器各部件的电源线、数据线和输液管道是否连接正常，输液管和导气管有无泄漏。

2. 按照各项下要求准备好待测试液，备用；安装被测元素的元素灯(空心阴极灯)。

3. 根据所选择的原子化方法，做好开机准备(对于火焰原子化法，打开燃气和助燃气开关及排风管开关；对于石墨炉原子化法，打开冷却循环水阀门，通入惰性气体)。

4. 打开主机和计算机电源，进行初始化和自检；打开元素灯预热。

5. 打开工作站，设定实验参数，包括空心阴极灯工作电流、光谱带宽、进样程序及原子化条件，包括火焰原子化器中的火焰类型、燃气和助燃气的比例、供气压力和气体流量等火焰条件和燃烧器高度，以及石墨炉原子化器中干燥、灰化、原子化、净化各阶段的温度、时间、升温情况的设置和进样针的校准等。

6. 正确测定，采集数据，打印报告。

7. 测定完毕后，关灯，退出工作站，然后关闭主机和电源。对于火焰原子化器，关灯前需用去离子水将进样管路清洗干净，熄灭火焰，关闭燃气和助燃气开关；对于石墨炉原子化器，关灯前需先关闭惰性气体同期开关和冷却水开关。

8. 做好使用登记。

(二)PE – AA700 型原子吸收分光光度计

PE – AA700 型原子吸收分光光度计可以用作火焰法测定或石墨炉测定，具体操作步骤如下：

1. 开机

(1)放置好被测元素的空心阴极灯后，接通主机电源。

(2)打开计算机，点击桌面上【WinLab32 for AA】图标进入工作界面。

(3)仪器初始化完成后，点击【File】菜单，在【Chang Technique】子菜单中选择测定方法 Flame(火焰法)或 Furnace(石墨炉法)。

2. 火焰法测定

(1)开空气泵，压力 5 bar(1 bar = 10^3Pa)；开乙炔钢瓶，压力 0. lMPa。

(2)点灯：点击操作界面工具条上【Lamps】键，选择所测元素灯并点击【ON/OFF】下的圆点使之变绿，设置相关灯的参数指标后，再点击【Setup】下的 Lampl 或 Lamp2，完成能量等的相关扫描，调节灯位置使显示能量最大，然后退出。

(3)编辑方法：点击工作界面工具条右上【Method】键，选择 New Method 建立所测元素所需的方法条件(也可直接调用原有的方法，点击【OK】即可)。在开始条件中的 Element 下拉菜单选择所测元素，并在 Recommended Values 前点击选中推荐值，使用选定元素的推荐条件与合理的默认值作为新方法的基础，点击【OK】；在 Define Element 中的 Method 项键入一个方法文件名，各项参数使用默认值，在一般情况下不用改变；在 Settings 中设定读数时间为 5 秒，读数延迟时间为 3 秒；在 Flame 中设定气体流量，乙炔为 2.5L/min，空气为 18.0L/min。定义标准曲线及样品测定等相关信息。

（4）点火：点击工作界面工具条上【Flame】键，单击火焰标志旁的按键，使处于 ON 状态（必要时可先点击【Bleed Gases】键放些气）。

（5）调整燃烧头位置：单击【Align Burner】键，按提示调整垂直和水平基准位置，其中调整水平位置时须用 5μg/L 的铜标准液进样进行调节。

（6）测试：点击工作界面工具条上【Manual】、【Flame】、【Calib】、【Resuhs】键，调出该四个界面后调整窗口大小，点击【File】菜单，在 Save as 子菜单中选择 Workspace，按提示输入一个文件名保存，以备下次调出该控制界面时用。在 Manual 窗口 Results Data Set 栏点击【Open】后输入数据存放地址，点击相关键进样测定，结果显示在 Results 窗口，在其为活动窗口时打印结果。

（7）测试完毕，用去离子水洗涤进样管路，熄灭火焰（单击 Flame 窗口火焰标志旁的按键使处于 OFF 状态），关闭乙炔和压缩空气泵，关灯后退出 Win Lab32 for AA 工作界面，关主机并切断电源，做好使用登记。

3. 石墨炉法测定

（1）开氩气，使出口压力在 0.35～0.4MPa；开循环冷却水。

（2）点灯：点击工作界面工具条上【Lamps】键，选择所测元素灯并点击【ON/OFF】下的圆点使之变绿，设置相关灯的参数指标后，再点击【Setup】下的 Lampl 或 Lamp2，完成能量等的相关扫描，调节灯位置使显示能量最大，然后退出。

（3）编辑方法：点击工作界面工具条右上【Method】键，选择 New Method 建立所测元素所需的方法条件（也可直接调用旧的方法，点击【OK】即可）。在开始条件中的 Element 下拉菜单选择所测元素，并在 Recommended Values 前点击选中推荐值，使用选定元素的推荐条件与合理的默认值作为新方法的基础，点击【OK】；在 Define Element 中的 Method 项输入一个方法文件名，各项参数使用默认值，一般情况下不用改变；在 Settings 中设定读数时间为 5 秒，读数延迟时间为 0 秒；定义标准曲线及样品测定等相关信息。

（4）调整石墨炉位置及进样针的调节：点击工作界面工具条右上【Furnace】键，单击【Align Furnace】键校准石墨炉位置，按提示操作完成后，单击【Align Tip】键校准进样针，使进样针的针尖距石墨管内进样平台约 2mm（用反光镜观察），操作完成后点击完成键保存该位置。

（5）测试：点击工作界面工具条上【Auto】、【Furnace】、【Calib】、【Results】键，调出该四个界面后调整窗口大小，点击【File】菜单，在 Save as 子菜单中选择【Workspace】，按提示输入一个文件名保存，以备下次调出该控制界面时用。在 Auto 窗口的 Setup 页 Results Data Set 栏点击【Open】后输入数据存放地址，在 Analyze 页点击相关键进样测定，结果显示在 Results 窗口，其为活动窗口时可打印结果。

（6）测定完毕后关氩气、冷却水，关灯后退出【Win Lab32 for AA】工作界面，最后关主机和电源，做好使用登记。

4. 注意事项

（1）经常检查管路气体有无溢漏。

（2）保持实验室清洁，防止试样及器皿被污染。

（3）标准溶液和试样溶液的浓度应在 Recommended Conditions 推荐的线性范围之内，否则测量值会出现失真。

（4）标准溶液浓度一般大于 $1000\mu g/ml$ 的可以作为储备液储存。浓度低于 $10pg/ml$ 的工作溶液，应注意稀释溶剂及试剂对其的污染；浓度低于 $1\mu g/ml$ 的标准溶液，应在当天配制使用，不宜储存。

（5）合理选择空心阴极灯工作电流、光谱带宽、原子化条件等仪器参数，火焰原子化器中的火焰条件，如火焰类型、燃气和助燃气的比例、供气压力和气体流量等。石墨炉原子化器应注意干燥、灰化、原子化、净化各阶段的温度、时间、升温情况等程序的合理编制。

（6）测定标准曲线或样品前，一定要先在窗口 Results Data Set 栏点击【Open】后键入数据存放地址，否则数据将不被保存。

（三）原子吸收分光光度法在药品检验中的应用

《中国药典》(2010 年版)采用原子吸收分光光度法测定明胶中镉的含量，规定含量不得超过百万分之二。

1. 光谱条件和系统适用性实验　以石墨炉为原子化器，在 357.9nm 波长处测定。

2. 试剂的配制

（1）对照品溶液的配制　取镉单元素标准溶液，用 2% 的硝酸溶液稀释成每 1ml 中含镉 $1.0\mu g$ 的镉标准储备液，临用时，分别精密量取镉标准储备液适量，2% 的硝酸溶液稀释制成每 1ml 中含镉 0~80ng 的对照品溶液。

（2）供试品溶液的配制　取本品 0.5g，置聚四氟乙烯消解罐内，加硝酸 5~10ml，混匀，浸泡过夜，盖好内盖，旋紧外套，置适宜的微波消解炉内进行消解。消解完全后，取消解内罐置电热板上缓缓加热至红棕色蒸气挥尽并近干，用 2% 的硝酸溶液转移至 50ml 容量瓶中，用 2% 的硝酸溶液稀释至刻度，摇匀，作为供试品溶液。

（3）空白溶液的制备　用制备供试品溶液的方法制备空白溶液，只是不加供试品。

3. 测定方法　在 357.9nm 波长处，以石墨炉为原子化器，依次测定空白溶液、各浓度对照品溶液和供试品溶液的吸光度。每份溶液测定 3 次，取 3 次吸光度读数的平均值作为每份溶液的吸光度。

4. 含量计算

（1）标准曲线的绘制　以各浓度对照品溶液的吸光度为纵坐标，相应浓度为横坐标，绘制标准曲线，求出标准曲线方程 $A = Kc - b$，其中 K、b 为常数，A 为吸光度，c 为溶液浓度。

（2）供试品溶液溶度的计算

$$c_{供} = \frac{(A_{供} - A_{空}) - b}{K}$$

其中 $c_{供}$ 为供试品溶液浓度，$A_{供}$、$A_{空}$ 为供试品溶液的吸光度。

（3）明胶中镉含量的计算

$$w_{镉} = \frac{c_{供} \times V_{供}}{m_{取}}$$

其中 $W_{镉}$ 为镉的含量，$V_{供}$ 为供试品溶液的体积，$m_{取}$ 为供试品取样量的质量。

第二节　荧光光谱检验技术

一、荧光光谱法简介

荧光分析法是根据物质的荧光谱线位置及其强度进行物质定性和定量分析的方法。荧光分析法的主要特点是灵敏度高、选择性好，其检测限达 10^{-10} g/ml，甚至 10^{-12} g/ml，比紫外－可见分光光度法低 3 个数量级以上。只能用于荧光物质或处理后能产生荧光的物质的分析，应用范围不如紫外－可见分光光度法广。

根据测定物质的结构不同，可分为分子荧光光谱法和原子荧光光谱法两类；根据激发光的波长范围不同，可分为紫外－可见荧光光谱法、红外荧光光谱法和 X 射线荧光光谱法三类。在药品检验中应用最为广泛的为分子荧光光谱法，也是本节着重介绍的荧光光谱法。

二、荧光光谱法基本原理

物质分子受到光照射时，吸收某种波长的光辐射后会发生能级跃迁，由基态跃迁到激发态。处于激发态的分子不稳定，通常以热能等无辐射跃迁的方式释放多余的能量而返回至基态，而有些物质同时还会以辐射跃迁的方式发射出波长更长的光来释放能量，即荧光。荧光是物质分子从激发态的最低振动能级返回基态时发出的光。荧光的产生由价电子引起，因此荧光光谱属于电子光谱，其波长范围位于紫外光区和可见光区。

与其他光谱分析法不同，能进行荧光分析的物质同时具有两张特征光谱，即激发光谱和发射光谱(荧光光谱)。激发光谱和荧光光谱可用于荧光物质的定性鉴别，也可用于定量分析时选择最佳测定波长。

由于荧光物质在吸收光能之后被激发，才能发射荧光，所以荧光的强度 F 与该溶液中荧光物质吸收光能的程度以及荧光效率有关。实验证明，在稀溶液中，荧光强度 F 与荧光物质的浓度 c 呈线性关系，即 $F = Kc$，这是荧光定量检测的理论依据。

并不是所有的物质都能发射出荧光，这就限制了荧光光谱分析法的应用范围。能够发射荧光的物质必须同时具备两个条件：一是物质的分子对紫外－可见光有强吸收，二是物质必须具有一定的荧光效率(φ_f)。

　　激发光谱表示不同激发波长的辐射引起荧光物质发射某一波长荧光的相对效率，绘制方法为：通过激发单色器分光，以不同波长的激发光激发荧光体，测定某一固定波长的荧光强度，记录荧光强度(F)对激发波长(λ_{ex})的关系曲线，即得激发光谱。荧光光谱表示在所发射的荧光中各波长的相对强度，绘制方法为：固定激发光波长(为最大激发波长)和强度，通过发射单色器分光扫描并检测不同发射光波长下的荧光强度，记录荧光强度(F)对发射波长(λ_{em})的关系曲线，即得荧光光谱。

　　荧光效率又称为荧光量子产率，是指激发态分子发射荧光的光子数与基态分子吸收激发光的光子数之比。一般物质的荧光效率在 0 ~ 1 之间，有些物质虽然有较强的紫外吸收，但吸收的能量都以无辐射跃迁形式释放，荧光效率很低，所以没有荧光发射。

　　一般说来，长共轭分子，如绝大多数芳香环和杂环物质，因其分子结构中具有长共轭的 π 至 π* 跃迁，有较强的紫外吸收，能产生荧光，但其荧光效率也会受到分子结构的影响：π 电子共轭程度越大，荧光效率越大，如蒽的荧光效率要高于萘和苯；在同样的长共轭分子中，分子的刚性越强，荧光效率越大，如芴的荧光效率要高于联苯。另外，在共轭体系上的取代基对荧光光谱和荧光强度也有很大影响，一般情况下，给电子基取代基使荧光增强，吸电子取代基会减弱甚至破坏荧光，对 π 电子共轭体系作用较小的取代基对荧光影响不明显。

苯　$\varphi_f = 0.11$　　萘　$\varphi_f = 0.29$　　蒽　$\varphi_f = 0.36$

联苯　$\varphi_f = 0.2$　　芴　$\varphi_f = 1.0$

　　在实际应用中，为扩大荧光分析法的应用范围，提高测定的灵敏度和选择性，通常将弱荧光物质或不显荧光的无机离子与某些荧光试剂作用，得到强荧光性产物。常见荧光试剂有荧光胺、邻苯二甲醛、丹酰氯、测定无机离子的荧光剂等。

三、荧光分光光度计

　　用于荧光物质定性、定量分析的装置统称为荧光分光光度计。根据光学元件的不同，可分为滤光片荧光计、滤光片－单色器荧光计和荧光分光光度计三类。滤光片荧光计的激发滤光片让激发光通过，发射滤光片常用截止滤光片，截去所有的激发光和散射光，只允许试样的荧光通过，这种荧光计不能测定光谱，但可用于定量分析。滤光片－单色器荧光计将发射滤光片用光栅代替，这种仪器不能测定激发光谱，但能测定荧光光谱，也可用于定量分析。荧光分光光度计两个滤光片都用光栅代替，它既可以测量某一波长处的荧光强度，还可以绘制激发光谱和荧光光谱。在药物检验中，荧光分光光度计既可以用于定性鉴别，也可以用于定量分析，应用最为广泛。

荧光分光光度计通常由激发光源、激发单色器、样品池、发射单色器、检测器及显示系统组成，其基本结构如图6-5所示。激发光通过入射狭缝，经激发单色器分光后变成单色光，照射到被测物质上，发射出的荧光经常以与激发光源呈90°角照射到发射单色器上，经发射单色器分光后照射到光电倍增管上，将光信号转变为电信号，经放大器放大，从读数装置中显示或由记录仪记录。

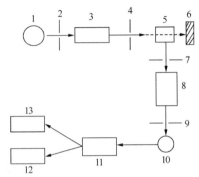

图6-5　荧光分光光度计基本结构示意图
1. 发射光源　2、4、7、9. 狭缝　3. 激发单色器　5. 样品池　6. 表面吸光物质
8. 发射单色器　10. 检测器　11. 放大器　12. 指示器　13. 记录器

（一）光源

荧光物质的荧光强度与激发光的强度成正比。因此，荧光分光光度计发射光源应具备辐射强度大、在所需光谱范围内有连续光源、光强平稳的特点。高压氙弧灯（氙灯）所发射的谱线强度大，在250～700nm波长范围内为连续光谱，且在300～400nm波长之间的谱线强度几乎相等，能满足荧光分析的要求，是荧光分光光度计广泛采用的一种激发光源。

（二）单色器

荧光分光光度计有两个单色器，分别为位于样品池之前的激发单色器和位于样品池之后的发射单色器，色散元件通常都采用光栅。激发单色器和发射单色器的光栅均由电动机带动的凸轮所控制。当测绘激发光谱时，将发射单色器的光栅固定在最适当的发射光波长处，只让激发单色的凸轮转动，将各波长的激发光的强度信号输出至记录仪，所记录的光谱即激发光谱；当测绘荧光光谱时，将激发单色器的光栅固定在最适当的激发光波长处，而让发射单色器的凸轮转动，将各波长的荧光强度信号输出至记录仪上，所记录的光谱即荧光光谱；当进行样品溶液的定量分析时，将激发单色器固定在所选择的激发光波长处，将发射单色器调节至所选择的荧光波长处，由记录仪得出的信号是样品溶液的荧光强度。

（三）样品池

荧光分光光度计的样品池是由石英材料做成的，与其他分光光度计的样品池不同之处在于其四面均为磨光透明面，这与其荧光的检测方向有关。溶液中的荧光物质吸收光能后被激发，向溶液的各个方向发射荧光，由于激发光的一部分会透过溶液，在激发光的方向检测荧光不适宜，一般在与激发光垂直的方向观测荧光，这就要求荧光分光光度计的样品池四面均为磨光透明面。

（四）检测器和记录仪

荧光分光光度计的检测器和记录仪类似于紫外－可见分光光度计，此不赘述。

四、实验方法

（一）实验条件的选择

1. 温度的控制　温度对溶液的荧光强度有显著影响，一般情况下，溶液中荧光物质的荧光效率和荧光强度会随温度的升高而降低。因此，在测定的过程中要保持温度一致。

2. 溶剂的选择　溶剂的性质，如极性、黏度、酸碱性、纯度等对实验测定也有较大影响。一般情况下，溶剂的极性和黏度增大，溶液中荧光物质的荧光强度会随之增强；当荧光物质本身是弱酸、弱碱时，溶剂 pH 值对溶液的荧光强度影响较大，苯胺在 pH 为 7~12 的溶液中发出蓝色荧光，但在 pH < 2 或 pH > 13 的溶液中无荧光产生；若试剂不纯，含有卤素离子、重金属离子、氧分子等荧光熄灭剂时，会使荧光强度减低。因此，要想得到满意的测量效果，需选择合适的溶剂。

3. 狭缝宽度的选择　狭缝太窄会出现过大的噪声，使测定的读数不准确；狭缝太宽则使分辨率下降。狭缝宽度的选择，应以减少狭缝宽度时供试品的吸收度不再增加为准。

4. 波长的选择　一般情况下，可通过绘制激发光谱和荧光光谱来确定，将激发光谱和荧光光谱最大吸收处的波长作为激发波长和发射波长。

（二）仪器校正

荧光分光光度计的校正，一般有以下三种：

1. 灵敏度校正　由于影响荧光分光光度计灵敏度的因素很多，同一型号的仪器，甚至同一台仪器在不同时间操作，所得的结果也不尽相同。因而在每次测定时，在选定波长和狭缝宽度的条件下，先用一种稳定的荧光物质配成浓度一致的对照品溶液对仪器进行校正，即每次将其荧光强度调节到相同数值。

2. 波长校正　若仪器的光学系统或检测器有所变动，或在较长时间使用之后，或在重要部件更换之后，应该用汞灯的标准谱线对单色器波长刻度重新校正。

3. **激发光谱和荧光光谱的校正** 由于多种原因，如光源的强度随波长而变，每个检测器对不同波长光的接受程度不同，检测器的感应与波长不呈线性等，都会导致所得激发光谱或荧光光谱与实际光谱不一致。因此，在用单光束荧光分光光度计时，先用仪器上附有的校正装置将每一波长的光源强度调整到一致，然后以表观光谱上每一波长的强度除以检测器对每一波长的感应强度进行校正，以消除误差；对于双光束分光光度计，可用参比光束抵消光学误差。

（三）荧光光谱法的定性与定量分析方法

1. **定性分析** 利用荧光光谱法可以对试样的组成进行分析。荧光物质的化学结构不同，产生的激发光谱和荧光光谱各不相同，各具特征。因此，激发光谱和荧光光谱的特征及最大吸收波长，是定性分析的依据。在定性过程中，必须以对照品或标准图谱为依据。

2. **定量分析** 当激发光强度、波长、所用溶剂及温度等条件固定时，物质在一定浓度范围内，其发射光强度与溶液中该物质的浓度成正比，据此可进行定量分析。但浓度太大的溶液会有"自熄灭"作用，以及由于在液面附近溶液会吸收激发光，使发射光强度下降，导致发射光强度与浓度不成正比，故荧光分析法应在低浓度溶液中进行。

荧光光谱法测定的是在很弱背景下的发射光强度，通过改进光电倍增管和放大器性能，可以检测到极其微弱的荧光。因此，荧光光谱法灵敏度较紫外-可见分光光度法高，可用于浓度非常低的溶液的测定。

荧光分析法常用的定量分析方法有以下三种：

（1）**标准曲线法** 常采用标准系列中某一对照品溶液作为基准，将空白溶液的荧光强度值调至0，将该对照品溶液的荧光强度读数调至100%或50%，然后测定系列中其他各个对照品溶液的荧光强度，绘制标准曲线。在实际测定中，如空白溶液的荧光强度无法调到零时，须先测定空白溶液的荧光强度，再测定对照品溶液和试样溶液的荧光强度，后者减去前者才是对照品溶液和被测溶液本身的荧光强度。

（2）**比例法** 如果荧光分析的标准曲线经过原点，就可选择其线性范围，用比例法进行测定。配制对照品溶液一份，使其浓度（c_s）在线性范围之内，测定荧光强度（F_s），然后在同样条件下测定试样溶液的荧光强度（F_x），按比例关系计算试样中荧光物质的含量。在空白溶液的荧光强度不能调到0时，必须从 F_s 和 F_x 中扣除空白溶液的荧光强度（F_0）后再计算。

$$C_x = \frac{F_x - F_0}{F_s - F_0} \qquad\qquad 式(6-3)$$

（3）**联立方程法** 此法用于多组分混合物的荧光分析。如果各组分的荧光峰相距较远，而且相互之间无显著干扰，则可分别在不同波长处测定各个组分的荧光强度，直接求出各个组分的浓度。如果各个组分的荧光光谱相互重叠，可利用荧光强度的加和性质，在适宜的波长处测定混合物的荧光强度，再根据各组分在该波长处的荧光强度，列出联立方程式，分别求出他们各自的含量。

五、荧光分光光度计的操作技术

（一）荧光分光光度计的操作规程

1. 检查仪器各部件的电源线和数据线是否连接正常。
2. 按照各项下要求准备好待测试液，备用。
3. 依次打开光源、主机开关，进入工作站，仪器自检，预热。
4. 参数设置，包括狭缝宽度、激发光和发射光波长。对于激发光和发射光波长未知的，可通过扫描激发光谱和荧光光谱测得。
5. 对空白试液、对照品试液和供试样品进行测定，采集结果，打印报告。
6. 测定完毕，退出工作站，关闭光源，关闭主机和电源。
7. 整理仪器，做好使用记录。

（二）日立 650 – 40 型荧光分光光度计

日立 650 – 40 型荧光分光光度计的操作步骤如下：

1. 开机

（1）打开氙灯电源（Power）至"ON"，注意灯室下风扇运转声音是否正常。

（2）风扇正常运转情况下，等 10 秒后，轻按【Start】键。

（3）打开主机电源开关至"ON"，等 20 分钟后测定。

注意：（1）和（3）次序不得颠倒。

2. 样品测定

（1）拉出光闸（阻断光路）。

（2）将装有样品的石英池放在池架上，石英池上具有标记线的一面，对准发射光单色器窗口（右方）。

（3）按【Auto Zero】调零点。

（4）按【Mode】则"Ratio"灯亮。

（5）波长设定：

① 激发光和发射光波长均为已知时，可通过仪器面板左侧激发控制（Excitation Control）和右侧发射控制（Emission Control）的【XSet】键，分别输入激发和发射波长，即先按数字键，再按【XSet】键。

② 激发光和发射光波长未知时，若设激发单色器波长于较短端，按数字键及【XSet（EX）】键，推入（Push）光闸（打开光路）。然后按仪器面板左侧激发控制的预扫描【Pre – Scan】进行扫描，预扫描停止时，激发单色器停在峰最大的波长，即最佳激发波长，通过数字键及【XSet（EX）】，设定激发波长。若设发射单色器波长至较短端，按数字键及【XSet】，按仪器面板右侧发射控制的预扫描【Pre – Scan】进行扫描，找出最佳发射波长，通过数字键及【XSet（EM）】，设定发射波长。

（6）狭缝选择：分别调整主机上部激发光和发射光的狭缝，根据样品的荧光强度读数情况，选择调整适合样品测定的狭缝，调整的原则是由小往大调动。

（7）拉出（Pull）光闸（阻断光路）调零。

（8）读数：推入光闸（打开光路），按【Data】或（【Data】和【Cone】），自左边窗口读出所显示的荧光强度或浓度数据。

3. 光谱记录

（1）在需要记录样品的荧光发射光谱时，可将 10mV 记录仪与荧光分光光度计信号输出端连接，打开记录仪电源，稳定 20 分钟后调整起始零点，设定走纸速度。

（2）主机的开机与激发光波长的设定，参见上述"样品测定"中波长设定的有关内容。

（3）设定扫描速度。

（4）设定发射单色器的波长至较短端，按数字键及【XSet（EM）】键，输入起始扫描波长。

（5）按【Start/Stop（EM）】，同时启动记录仪，记录荧光发射光谱，至到达适当波长荧光甚弱时，再按【Start/Stop（EM）】，即停止扫描。

（6）若图谱显示荧光过强或过弱，可适当调整狭缝大小，重新记录。

4. 关机　测定完毕，先关主机电源，再关氙灯电源。做好使用登记。

（三）应用实例

《中国药典》（2010 年版）规定，用荧光分析法测定利血平片中利血平的含量，含利血平的量为标示量的 90.0% ～ 110.0%。

1. 光谱条件及系统适应性试验　激发光波长 400nm，发射光波长 500nm。

2. 试样制备

（1）对照品溶液的制备　精密称取利血平对照品 10mg，置 100ml 棕色量瓶中，加三氯甲烷 10ml 溶解后，再用乙醇稀释至刻度，摇匀，精密量取 2ml，置 100ml 棕色量瓶中，用乙醇稀释至刻度，摇匀，即得对照品溶液。

（2）供试品溶液的制备　取供试品 20 片，如为糖衣片应除去包衣，精密称定，研细，精密称取适量（约相当于利血平 0.5mg），置 100ml 棕色量瓶中，加热水 10ml，摇匀后，加三氯甲烷 10ml，振摇，用乙醇定量稀释至刻度，摇匀，滤过，精密量取续滤液，用乙醇定量稀释成每 1ml 中约含利血平 2μg 的溶液，即得供试品溶液。

（3）空白溶液的制备　按照供试品溶液的制备方法制备，只是不加供试品。

3. 试验方法　精密量取对照品溶液、供试品溶液和空白试液各 5ml，分别置具塞试管中，加五氧化二钒试液 2.0ml，激烈振摇后，在 30℃放置 1 小时，照荧光分析法，在激发光波长 400nm、发射光波长 500nm 处测定荧光强度。避光操作。

4. 含量计算

（1）供试品溶液浓度的计算：

$$c_{供} = \frac{F_{供} - F_{空}}{F_{对} - F_{空}} \times c_{对}$$

其中 $c_{对}$、$c_{供}$ 分别为供试品溶液、对照品溶液的浓度，$F_{对}$、$F_{供}$ 和 $F_{空}$ 分别为对照品试液、供试品试液和空白溶液的荧光强度值。

（2）每片利血平片中利血平含量的计算：

$$m_{利} = \frac{c_{供} \times V_{供}}{m_{取}} \times m_{平}$$

其中 $m_{利}$、$m_{取}$、$m_{平}$ 分别为利血平片中利血平含量、供试品取样量和利血平片平均片重；$V_{供}$ 为供试品溶液的体积。

（3）百分标示量的计算：

$$\omega = \frac{m_{利}}{m_{标}} \times 100\%$$

其中 ω 为百分标示量，$m_{标}$ 为利血平片的标示量。

第三节　非光谱仪器检验技术

旋光度测定法和折光率测定法属于光学仪器检验技术的范畴，它们是通过测定物质的物理特征常数（旋光度和折光率）来实现试样纯度检查或含量测定的，但不属于光谱仪器检验技术。分述如下：

一、旋光度测定法

（一）概述

通过测定旋光度的大小来测定物质的浓度、纯度及鉴别物质种类的方法称为旋光度测定法。当平面偏振光通过某些具有光学活性化合物的液体或溶液时，偏振光的振动平面向左或向右旋转，这种现象称为旋光现象。偏振光沿顺时针方向旋转时称为右旋，以"＋"或"d"表示；沿逆时针方向旋转时称为左旋，以"－"或"l"表示。偏振光旋转的角度称为旋光度，用 α 表示。通过旋光度的测定，可以分析样品的纯杂程度，也可与其他分析方法结合起来，对未知物及其成分进行鉴别。该方法操作简便，广泛地应用于制糖、制药、石油、食品、化工等领域。

（二）基本原理

旋光度的大小与光源的波长、测定温度、旋光性物质的种类、溶液的浓度及液层的厚度等因素有关，一般用比旋度来表示旋光性物质的旋光能力。在一定波长和温度下，偏振光透过 1dm 且每 1ml 含有 1g 旋光性物质的溶液时所测得的旋光度称为比旋度，又称为旋光率，用 $[\alpha]_{\lambda}^{t}$ 表示。即：

$$[\alpha]_{\lambda}^{t} = \frac{100\alpha}{Lc} \qquad\qquad 式(6-4)$$

其中 t 为测定温度（℃），λ 为光源波长（nm），L 为液层厚度或旋光管长度（dm），c 为溶液浓度（g/100ml）。

同熔点、沸点、密度等一样，比旋光度也是旋光物质特有的物理常数。在一定条件下，比旋度 $[\alpha]_{\lambda}^{t}$ 一定，L 为已知，故测得溶液旋光度即可计算出浓度，这就是旋光度法测定溶液浓度的基础。

除上述因素外，溶剂对比旋度也有影响，表示比旋度时，在注明测定温度和光源波长的同时，还要注明所用溶剂。

（三）旋光仪

用于旋光性物质旋光度测定的装置称为旋光仪，其主要部件为光源、起偏镜、测定管、检偏镜和检测装置。旋光仪分析过程和结构装置如图6-6所示。根据检测装置的不同，旋光仪分为手动旋光仪和全自动旋光仪。由光源发出的单色光经过起偏镜（常用尼科尔棱镜）产生偏振光，然后通过装有旋光性物质溶液的测量管，照到检偏镜上，通过调节检偏镜使检测视野中明暗度均匀，此时检偏镜旋转的读数即为旋光度，然后根据式(6-4)计算试液的浓度。

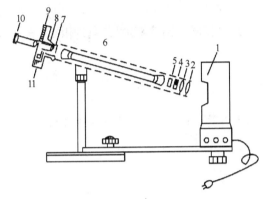

图6-6 旋光仪结构装置图

1. 光源 2. 会聚透镜 3. 滤色片 4. 起偏镜 5. 石英片 6. 测试管
7. 检偏镜 8. 望远镜物镜 9. 刻度盘 10. 望远镜目镜 11. 刻度盘转动手轮

1. **光源** 有钠光灯和汞灯两种。钠光灯最为常见，测定波长一般为589.3 nm（钠光谱 D 线）。

2. **起偏镜** 光源发出的光经过起偏镜之后，变为偏振光。

3. **检偏镜** 偏振光通过测定管之后会旋转一定的角度，角度的大小由检偏镜检出。

4. **测定管** 测定管是盛放待测溶液的容器，其规格一般有 1dm 和 2dm 两种，前者最常用。测定管两端用盖玻片和密封垫密封，装液体时不得有气泡存在，测试时盖玻片需用软布或擦镜纸擦干。

5. **检测装置** 一般由望远镜物镜、目镜和刻度盘组成，有的刻度盘上还配有游标，可读至 0.01°。新式仪器使用光电管或其他装置将光强度转为电信号，直接显示出旋光度读数，降低了读数时出现的人为误差，提高了准确度。

（四）实验方法

1. **实验条件**

（1）温度的选择 对温度有严格要求的供试品，在测定前应将仪器及供试品置规定温度的恒温室内，或用恒温水浴恒温至少 1 小时；如无特殊规定，温度均应调节至 (20 ± 0.5)℃的环境下测定。

（2）测定管的选择　测定管一般选择 10cm 的，对于旋光度比较小的物质，可以选择更长的旋光管，以提高测定的准确度。

（3）溶液的要求　溶液浑浊或有小颗粒存在时，会影响旋光度的测定，须离心或过滤后取续滤液测定。

（4）其他　对光要求较严格的化合物操作时须绝对避光；对放置时间要求较严格的化合物须在规定时间内完成测定。

2. 定量方法　常用的定量方法有比较法和间接法两种。

（1）比较法　已知浓度为 c_1 的某种旋光性溶液，其厚度为 L，可测出其旋光度 α_1。要测同种未知浓度的溶液，只要测定该溶液在相同条件下的旋光度 α_2 就可计算出未知浓度 c_x。由于同种溶液的比旋度相同，两溶液液层厚度相同，根据式（6-4）可求出未知浓度，即：

$$c_x = \frac{\alpha_2}{\alpha_1} c_1$$

（2）间接法　对于已知旋光率 $[\alpha]_\lambda^t$ 的某种旋光性溶液，测出溶液厚度为 L 时的旋光度 α，直接代入式（6-4）就可求出未知浓度 c_x。

（五）旋光仪的操作技术

PE-343 型旋光仪操作规程如下：

1. 操作前的准备

（1）温度对旋光度影响不大的供试品，一般可在室温测定；如测定对温度有严格要求的供试品，在测定前应将仪器及供试品置规定温度的恒温室内至少 2 小时，使温度恒定，否则会造成误差。

（2）未接通电源前应检查样品室内有无异物，仪器放置位置是否合适，电源开关是否放在关的位置。

2. 开机　接通电源，开启仪器电源开关，指示灯亮，根据测定波长选择钠光灯或汞灯，钠光灯或汞灯启辉后仪器不许搬动，以免损坏钠光灯或汞灯。钠光灯启辉后至少20 分钟后才能稳定，按下【Energy】键，等仪器显示能量达到 70% 以上才能开始测定，测定或读数时应在钠光灯或汞灯稳定后读取。

3. 测定操作

（1）用配制供试品溶液的同批溶剂先冲洗测定管后装满，在测定管两端盖上玻片及螺帽，勿使有气泡。测定管中若有气泡，应先使气泡浮于凸颈处或除去。将两端透光面用擦镜纸擦干，置样品室内，按仪器自动回零【Zero】键使显示器显示为"0.000"。测定零点或停点时，必须按动复测按钮【↑】或【↓】数次，使检偏镜分别向左或向右偏离光学零位，减少仪器的机械误差，同时通过观察左右复测数次的停点，检查仪器的重现性和稳定性，必要时也可用旋光标准石英管校正仪器的准确度，读数误差应符合规定。反复测 3 次，取平均值即为零点或停点。

（2）取出测定管，倒出溶剂，用少量供试品溶液洗涤测定管数次后装满，在测定管两端盖好玻片及螺帽后，勿使有气泡，将两端透光面用擦镜纸擦干，置样品室内，按下【Config】键，再连续按【Prev】键 3 次，仪器显示处于"Deflection Test"状态，待读数显示稳定后读取供试品溶液的旋光度，然后按动复测按钮【↑】或【↓】键使检偏镜分别向左或向右偏离，待回复读数显示稳定后读数，重复 3 次，取 3 次读数的平均值，即得供试品的旋光度。使偏振光向右旋转者（顺时针方向）为右旋，以"＋"符号表示；使偏振光向左旋转者（逆时针方向）为左旋，以符号"－"表示。

4. 关机　测定完毕，关闭仪器电源，登记使用情况。

5. 注意事项

（1）测定结束后，测定管必须洗净晾干，以备下次再用，不得将盛有供试品的测试管长时间地放置在仪器的样品室内。仪器不使用时，样品室应放置硅胶吸潮。

（2）仪器的各个光学镜片应保持干燥清洁，防止灰尘和油污的污染，钠灯有一定的使用寿命，连续使用一般不超过 4 小时，亦不应瞬间反复开关仪器。

（3）混浊或有小颗粒的溶液不能测定，应先将溶液离心或滤过，弃去初滤液后取续滤液测定。

（4）有些化合物见光后旋光度变化很大，应绝对避光操作；有些化合物对放置时间要求很严格，必须完全按照规定的时间测定读数。

二、折光率测定法

（一）概述

通过测定折光率的大小来鉴定化合物的纯度或种类的方法称为折光率测定法。折光率测定法操作简单，精确度较高，广泛应用于食品、药品等行业中物质的纯度测定，以及生产过程中辅料、中间体的检测。

光线自一种透明介质进入另一透明介质时，由于光线在两种介质中的传播速度不同，使光线在两种介质的平滑界面上发生折射。常用的折光率系指光线在空气中传播的速度与在供试品溶液中传播速度的比值。根据折射定律，折光率是光线入射角的正弦与折射角的正弦的比值。即：

$$n = \frac{\sin i}{\sin r}$$

其中 n 为折光率，i 为入射角，r 为折射角。

物质的折光率因温度或入射光波长的不同而改变，透光物质的温度升高，折光率变小；入射光的波长越短，折光率越大。因此，表示折光率时需注明温度和波长，如 n_λ^t 表示。例如，n_D^{20} 中 D 表示钠光谱的 D 线（289.3nm），20 表示测定温度为 20℃。

同比旋度一样，折光率也是化合物的特征性质，化合物种类不同，折光率不同；同种物质的浓度不同时，折光率也不相同。因此，折光率的测定可作为化合物纯度鉴别的一个指标，也可与其他分析方法结合用于未知物的鉴定。

（二）折光仪

用于化合物折光率测定的仪器称为折光仪。阿贝折光仪应用范围最为广泛，主要由光源、折光系统和读数系统等部分组成，如图6-7所示。入射光线经反光镜反射后，经盛有试液的棱镜组（由进光棱镜和折射棱镜组成）折射后射出，再经色散补偿器消除由折射棱镜及试液所产生的色散，然后由物镜将明暗分界线成像于分划板上，通过调节棱镜调节旋钮，使视野内明暗分界线通过十字交叉点，从圆盘刻度盘中读取折射率。

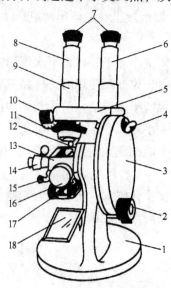

图6-7 阿贝折光仪结构示意图

1. 底座 2. 棱镜调节旋钮 3. 圆盘组（内有刻度板） 4. 小反光镜 5. 支架 6. 读数镜筒
7. 目镜 8. 观察镜筒 9. 分界线调节螺丝 10. 消色调节旋钮 11. 色散刻度尺
12. 棱镜锁紧扳手 13. 棱镜组 14. 温度计插座 15. 恒温水接口 16. 保护罩 17. 主轴 18. 反光镜

1. 光源 折光仪的光源通常为钠光灯，入射光的波长为钠光灯的D线（289.3 nm）。对于阿贝折光仪可以采用自然光，因为其具有色散补偿器结构，可以消除由折射棱镜及试液所产生的色散，测定结果和用钠光灯的D线测定结果一致。

2. 折光系统 主要包括反光镜、进光棱镜、折光棱镜和色散补偿器。在进光棱镜和折射棱镜中间可滴加待测液，且其上连有恒温水接口，可与恒温水浴相连，用于规定温度下化合物折光率的测定。

3. 读数系统 主要由读数目镜、物镜及刻度盘组成，可读数至0.0001。

（三）折光率测定技术

WZS型折光仪的操作规程如下：

1. 将折光仪置于有充分光线照射的平台上，避免日光直射，装上温度计，仪器至少在室温（20℃）中放置0.5小时。

2. 如需在规定温度测定，可将棱镜的恒温水接口连接规定温度的恒温水浴，循环时间至少 0.5 小时，或放置于恒温室内至少 1 小时。

3. 使上棱镜的透光处和仪器下部的反射镜朝向光源，将镜筒靠近操作者，使成一适当的观察角度，打开读数镜筒旁边的读数窗，读数镜筒应在操作者的左边。

4. 旋开上下棱镜，用擦镜纸蘸取少许乙醚擦净上下棱镜。然后滴加 1～2 滴纯水于下棱镜上（下棱镜为粗糙面），将上下棱镜关合，并旋紧棱镜扳手。

5. 转动仪器左下部的刻度标尺旋钮，使读数在 1.3330 附近，调整仪器下部的反射镜角度或上棱镜透光处的光亮强度，同时旋转右边视野镜筒旁边的色散补偿旋钮，使视野内虹彩消失，成为明显清晰的分界线，必要时可再调整反射镜角度或上棱镜透光处的光亮强度，使视野清晰。再转动刻度尺旋钮，使视野内明暗分界线恰好位于十字交叉线处，读取刻度标尺读数。测量后要求再转动标尺旋钮，重复读数两次，取读数的平均值，即为纯水在该温度下的折光率。

计算出仪器校正的误差，或按规定调整视野筒上面的校正螺母，使视野恰好为规定的读数。

6. 将上下棱镜拉开，用擦镜纸擦去纯水，晾干后，滴加 1～2 滴供试液于下棱镜上，将上下棱镜关合，旋紧棱镜扳手，按 5 测定纯水的方法测定。读数加减校正值即为供试液的折光率。

7. 测定结束后，应用纯水或乙醇、乙醚清洁上下棱镜，以备下次使用，否则供试液长时间与棱镜镶嵌填充物接触，容易使棱镜损坏。

同 步 训 练

一、单项选择题

1. 原子吸收分光光度计的光源是（　　）
   A. 氢灯　　　　　　　B. 氘灯　　　　　　　C. 钨灯　　　　　　　D. 空心阴极灯

2. 原子吸收分光光度计中单色器位于（　　）
   A. 空心阴极灯之上　　　　　　B. 空心阴极灯之前
   C. 原子化器之后　　　　　　　D. 原子化器之前

3. 与火焰原子吸收法相比，石墨炉原子吸收法具有的特点是（　　）
   A. 灵敏度低但重现性好　　　　　　B. 基体效应大但重现性好
   C. 样品量大但检出限低　　　　　　D. 物理干扰少且原子化效率高

4. 荧光效率是指（　　）
   A. 荧光强度与吸收光强度之比
   B. 发射荧光的量子数与吸收激发光的量子数之比
   C. 发射荧光的分子数与物质的总分子数之比
   D. 激发态的分子数与基态的分子数之比

5. 激发光波长和强度固定后，荧光强度与荧光波长的关系曲线称为（　　）
   A. 吸收光谱　　　　B. 激发光谱　　　　C. 荧光光谱　　　　D. 工作曲线

6. 下列因素会导致荧光效率下降的有(　　　)

    A. 激发光强度下降　　　　　　　　B. 溶剂极性变小

    C. 温度下降　　　　　　　　　　　D. 溶剂中含有卤素离子

7. 为使荧光强度和荧光物质溶液的浓度成正比, 必须使(　　　)

    A. 激发光足够强　　　　　　　　　B. 吸光系数足够大

    C. 试液浓度足够低　　　　　　　　D. 仪器灵敏度足够高

8. 荧光分光光度计常用的光源是(　　　)

    A. 空心阴极灯　　　B. 氙灯　　　　C. 氘灯　　　　　D. 钨灯

二、填空题

1. 原子吸收分光光度计主要由 _____ 、_____ 、_____ 、和 _____ 等几部分组成, 另有 _____ 和 _____ 。

2. 采用峰值吸收法进行定量分析时必须满足两个条件, 一是 _____ , 二是 _____ 。

3. 火焰原子化器是由 _____ 、_____ 和 _____ 组成。

4. 产生荧光必须具备两个条件, 一是 _____ , 二是 _____ 。

5. 荧光分光光度计主要由 _____ 、_____ 、_____ 、_____ 、_____ 和 _____ 组成。

6. 在光学检验技术中, 被称为非光谱检验技术的是 _____ 和 _____ 。

三、简答题

1. 简述原子吸收分光光度计中单色器放置的位置及原因。

2. 简述分子结构对荧光效率的影响。

3. 简述旋光仪和折光仪的一般操作规程。

第七章 经典液相色谱检验技术

知识要点

1. 基本概念：色谱分析法；固定相；流动相；载体；柱色谱法；吸附色谱法；分配色谱法；纸色谱法；薄层色谱法；分配系数；比移值；相对比移值。

2. 基本理论：吸附色谱法原理；分配色谱法原理；离子交换色谱法原理；纸色谱法原理；薄层色谱法原理。

3. 基本计算：R_f 值和 R_s 值的计算。

4. 基本技术：柱色谱法的操作；纸色谱法的操作；薄层色谱法的操作。

5. 技能应用：药品的分离、鉴别和含量测定。

第一节 概　　述

色谱分析法简称色谱法，是一种依据混合物中各组分物理或物理化学性质的差异进行分离、定性和定量分析的方法。

色谱法创始于 20 世纪初，以分离植物色素而得名。1903 年俄国植物学家茨维特（Tsweet）将植物色素的石油醚提取液从装有碳酸钙的直立玻璃柱顶端注入，然后用石油醚淋洗（或称为洗脱），随着石油醚的不断加入，植物色素不断向下移动，由于各种成分的理化性质不同，向下迁移的速度也不同，结果在柱的不同部位呈现出不同颜色的色带，故称为色谱分析法。在这个实验中，装有碳酸钙的玻璃管称为色谱柱，能够起分离作用。柱内的填充物（碳酸钙）称为固定相，在分离过程中，其位置不会移动。淋洗柱子用的石油醚称为流动相，在分离过程中，其位置不断变化，能够携带试样从柱子一端移向另一端。"相"是指理化性质均一的体系，相与相之间都有一定的界面分开，如互不相溶的固－液两相、液－液两相等。通常把用于溶解试样的液体叫溶剂。

20 世纪 30 与 40 年代相继出现了纸色谱和薄层色谱，与原有的柱色谱一起统称为经典液相色谱法。随着色谱法的不断发展，色谱法不仅用于有色物质的分离，而且还被广泛用于无色物质的分离，但色谱法的名称一直沿用至今。目前，经典液相色谱法依然应用于医药卫生、石油化工、有机合成、环境保护等许多领域。

视域拓展

　　历史上曾经有三位化学家因为在色谱领域作出突出贡献而获得诺贝尔化学奖。一是 1948 年瑞典科学家提塞留斯因电泳和吸附分析的研究而获奖；二是 1952 年英国科学家马丁和辛格因发明分配色谱分离法而共同获得诺贝尔化学奖。此外，色谱分析方法还在 12 项获得诺贝尔化学奖的研究工作中起到关键作用。

一、色谱法的分类

（一）按两相所处的状态分类

　　1. 气相色谱法（GC）　流动相是气体的色谱法。当固定相是固体时，称为气 – 固色谱（GSC）；当固定相是液体时，称为气 – 液色谱（GLC）。

　　2. 液相色谱法（LC）　流动相是液体的色谱法。当固定相是固体时，称为液 – 固色谱（LSC）；当固定相是液体时，称为液 – 液色谱（LLC）。

（二）按色谱过程的分离机理分类

　　1. 吸附色谱法（AC）　它是利用吸附剂表面或吸附剂的某些基团对不同组分吸附性能的差异来实现分离的方法。它包括气 – 固色谱和液 – 固色谱，其固定相为吸附剂。

　　2. 分配色谱法（DC）　它是利用不同组分在互不相溶的固定相和流动相中的分配系数（或溶解度）不同来达到分离目的的方法。它包括气 – 液色谱和液 – 液色谱，其固定相为液体。

　　3. 离子交换色谱法（IEC）　它是利用离子交换树脂与溶液中各种离子发生交换反应的差异进行分离的方法，其固定相为离子交换树脂。

　　4. 分子排阻色谱法（MEC）　它是利用不同粒径的组分受到固定相（凝胶）的阻滞差异而分离的方法。它又称凝胶色谱法或空间排阻色谱法，其固定相为凝胶。

（三）按操作形式不同分类

　　1. 柱色谱法（CC）　它是将固定相装在柱管（如玻璃柱或不锈钢柱）内构成色谱柱，由流动相携带试样自上而下移动的分离方法。

　　2. 纸色谱法（PC）　它是用色谱滤纸的纸纤维作为担体，以其上面吸附的水为固定相，点样后，利用流动相展开使试样各组分互相分离的方法。

　　3. 薄层色谱法（TLC）　它是将适当粒度的固定相涂铺在平板（如玻璃板）上形成薄层，点样后，利用流动相（展开剂）展开，使试样各组分互相分离的方法。

二、色谱法的基本原理

　　各种色谱法都有两个相，即固定相和流动相，当流动相携带试样经过固定相时，由于各组分的性质和结构彼此存在差异，在两相界面的行为也会有差异，因此，各组分在固定相上滞留的时间互不相同，经过一段时间之后，各组分就能分离开来。

固定相是固定在一定支持物上的相，它可以是固体或附着在某种担体（也称载体）上的液体。在吸附色谱中，固定相就是吸附剂；在分配色谱中，固定相是固定在担体上的液体或低沸点固体，如在纸色谱中，担体是纸纤维，纸纤维吸附的水是固定相。

流动相是色谱分离中的流动部分，是与固定相互不相溶的液体或气体，当它携带试样通过固定相时，试样中各组分由于理化性质不同而实现分离。

现以吸附色谱法分离顺式和反式偶氮苯为例来说明色谱过程。

顺式偶氮苯　　　　反式偶氮苯

偶氮苯有顺式和反式两种异构体，由于它们的性质相近，用一般方法难于将它们分离，但采用吸附色谱法可比较容易地将两者分离开。在一根下端垫有精制棉或玻璃棉的玻璃柱中装入吸附剂氧化铝（固定相），用少量石油醚将顺式与反式偶氮苯的混合物溶解后加到氧化铝柱的顶端，两种偶氮苯的混合物被氧化铝吸附剂吸附，如图 7-1a 所示。用含有 20% 乙醚的石油醚（流动相）淋洗氧化铝柱，试样中两个组分逐渐分开形成两个色带，如图 7-1b 所示。在顶端继续加入含有 20% 乙醚的石油醚，则两个色带被分离而依次从色谱柱中流出，如图 7-1c 所示。

顺式和反式偶氮苯之所以能够分离，是由于两组分在氧化铝吸附剂表面被吸附的强弱存在着微小差

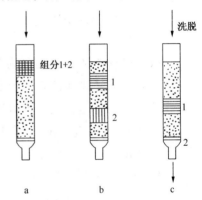

图 7-1　色谱过程示意图

异。当用流动相洗脱时，被吸附在固定相上的两种偶氮苯溶解于流动相中，称为解吸附。随着流动相向前移动，已解吸附的组分遇到新的吸附剂颗粒，被再次吸附。经过无数次这样的吸附、解吸附、再吸附、再解吸……使两组分的微小差异被逐渐扩大，最终被分离开，在柱中形成两个色带，继续用流动相进行洗脱，被吸附得较弱的组分先从柱中流出，被吸附得较强的组分后流出色谱柱，使两组分得到分离。

第二节　柱色谱法

在玻璃管或不锈钢管柱中填入固定相的色谱法称为柱色谱法。在柱色谱法中，由于固定相的种类不同，其分离原理也不同。因此，柱色谱法又可分为吸附柱色谱法、分配柱色谱法、离子交换柱色谱法和分子排阻柱色谱法。其中，最常用的是吸附柱色谱法。

一、吸附柱色谱法

吸附柱色谱按流动相不同可分为液－固吸附柱色谱和气－固吸附柱色谱。这里只介绍液－固吸附柱色谱。

（一）原理

液－固吸附柱色谱是以固体吸附剂为固定相，以液体为流动相，利用吸附剂对不同组分吸附能力的差异而进行分离的方法。

在吸附色谱中，试样在吸附剂和流动相之间不断进行吸附和解吸附。因试样中各组分既可被固定相吸附，又可被流动相解吸附，所以在每一次吸附与解吸附过程中都存在一个平衡，称为吸附平衡。吸附平衡常数用 K 表示：

$$K = \frac{c_s}{c_m} \qquad\qquad 式(7-1)$$

式（7-1）中，c_s 表示溶质分子在固定相中的浓度，c_m 表示溶质分子在流动相中的浓度。

吸附平衡常数 K 值与吸附剂的活性、组分的性质及流动相的性质有关。在一定条件下，K 值只受温度影响，温度改变则 K 值也随之改变。另外，吸附平衡常数 K 值只有在低浓度时才是常数。当溶液浓度大时，吸附剂的吸附量已被溶质所饱和，吸附与解吸附不能达到真正的平衡状态。此时，流动相流经时，有一部分被滞留而形成拖尾。

K 值的大小可以说明组分被吸附的强弱。组分的 K 值越大，被吸附得越牢固，移动速度越慢，则该组分后流出色谱柱；组分的 K 值越小，移动速度越快，则该组分先流出色谱柱。若 K 值为 0，表示该组分不被吸附将随流动相流出。由此可见，各组分之间的 K 值相差越大，越容易被分离。

（二）吸附剂及其选择

1. 对吸附剂的要求

（1）具有较大的表面积和足够的吸附能力。

（2）对不同的化学成分有不同的吸附能力。

（3）与洗脱剂、溶剂和试样中的各组分不发生化学反应。

（4）颗粒应有一定的粒度而且要均匀。

（5）在洗脱剂和溶剂中不溶解。

2. 常用的吸附剂　常用的吸附剂有氧化铝、硅胶和聚酰胺等。

（1）氧化铝　色谱用氧化铝由于制备方法不同可分为碱性、中性和酸性三种。

碱性氧化铝（pH9～10）适用于分离碱性和中性化合物，如生物碱、脂溶性维生素等。

酸性氧化铝(pH4~5)适用于分离酸性物质，如某些氨基酸、酸性色素等。

中性氧化铝(pH7.5)适用于分离酸性、中性和碱性化合物，如生物碱、挥发油、萜类、甾体以及在酸、碱中不稳定的苷类、酯、内酯等化合物。凡是酸性、碱性氧化铝能分离的化合物，中性氧化铝均能分离，所以中性氧化铝应用很广泛。

吸附剂的吸附活性大小与其含水量密切相关，含水量越高，活性越低。活性可分为五级，活性级别越大，含水量越高，吸附能力越差。吸附剂的吸附活性大小与其含水量的关系见表7－1。

表7－1　氧化铝、硅胶的含水量与活性的关系

活性级别	吸附活性	氧化铝含水量(%)	硅胶含水量(%)
I	大 ↑ 小	0	0
II		3	5
III		6	15
IV		10	25
V		15	38

吸附剂在适当的温度下加热，除去水分而使其吸附能力增强的操作称为活化。

氧化铝活化方法：将需要活化的氧化铝置于铝盘内，铺成2~3cm厚，置于干燥箱，于200℃左右恒温4小时，取出并置于干燥器内，冷却、备用。这样得到的氧化铝活性可达 I~II级。

(2)硅胶　色谱用硅胶具有微酸性，吸附能力比氧化铝弱。常用于分离酸性或中性物质，如有机酸、氨基酸、萜类、甾体等。

硅胶通常用 $SiO_2 \cdot XH_2O$ 表示，具有多孔性的硅氧环(—Si—O–Si—)交联结构，其骨架表面具有许多硅醇基(—Si—OH)，能与极性化合物或不饱和化合物形成氢键，而具有吸附性能。硅胶表面的硅醇基若与水结合成水合硅醇基(—Si—OH · H_2O)，则失去活性，这种表面吸附的水称为"自由水"。硅胶于干燥箱中，在105℃~110℃恒温1小时，能可逆地除去这些"自由水"。利用这一原理可以对吸附剂进行活化(去水)和脱活性(加水)处理，以控制吸附剂的活性。

(3)聚酰胺　是一类由酰胺聚合而成的高分子化合物，主要通过分子中的酰胺基与化合物形成氢键而对物质产生吸附，由于其与不同化合物形成氢键的能力不同，吸附力也不同，从而使试样中的各组分得到分离。

聚酰胺主要用于酚类、酸类、硝基化合物、醌类等的分离，目前广泛用于天然药物有效成分的分离。

（三）流动相及其选择

柱色谱的流动相称为洗脱剂，用于溶解试样的液体称为溶剂，二者必须符合下列要求：

1. 纯度要高，如含有杂质会影响洗脱能力。
2. 能溶解试样中所有组分。
3. 与试样及吸附剂不发生化学反应。
4. 黏度小、容易流动不致使洗脱太慢。

根据相似相溶原理，极性小的物质易溶解在极性小的溶剂中，极性大的物质容易溶解在极性大的溶剂中。因此用极性洗脱剂时，极性大的组分在色谱柱中移动得快，非极性的组分移动得慢，从而使各组分分离。

常用的流动相极性递增次序是：

石油醚＜环己烷＜四氯化碳＜苯＜甲苯＜乙醚＜氯仿＜乙酸乙酯＜正丁醇＜丙酮＜乙醇＜甲醇＜水＜醋酸

吸附色谱在选择色谱分离条件时，必须从被分离物质、吸附剂和流动相这三方面综合考虑。一般原则是：如果分离极性较大的组分，应选用吸附活性较小的吸附剂和极性较大的流动相；如果分离极性较小的组分，应选用吸附活性较大的吸附剂和极性较小的流动相。为了得到极性适当的流动相，在实际工作中多采用混合溶剂做流动相。

（四）操作方法

1. 装柱　先将色谱柱垂直固定在支架上，管的下端垫少许脱脂棉或玻璃棉，再将吸附剂装入色谱柱，最好在上面加5mm左右洗过而干燥的砂子，以保持一个平整的表面，有助于分离时色层边缘整齐，加强分离效果。色谱柱的直径与长度比一般为1：10～1：20，如需保温，可用加有套管的色谱柱。

色谱柱的装填要均匀，不能有裂隙和气泡，如果松紧不一，则被分离组分的移动速度不一致，影响分离效果。

装柱的方法有下列两种：

（1）干法装柱　将已过筛的80～120目左右活化后的吸附剂经过玻璃漏斗慢慢地倒入柱内，边装边轻轻敲打色谱柱，使其填充均匀，并在吸附剂顶端加少许脱脂棉。然后沿管壁轻轻倒入洗脱剂，使吸附剂湿润，并使柱中空气全部排除，如有气泡会使柱中形成小沟或裂缝，影响分离效率，甚至使实验失败。

（2）湿法装柱　将需用量的吸附剂与适当的洗脱剂调成浆状，然后连续不断地慢慢倒入柱内，不能有气泡产生，让过剩的洗脱剂流出。从顶端再加入一定量的洗脱剂，使其保持一定液面。让吸附剂自由沉降而填实，在柱顶上加少许脱脂棉。由于湿法装柱有填充均匀、不易产生气泡等优点，是目前经常使用的装柱方法。

2. 加样　将试样溶液小心地注入柱顶部（注意不可让试样溶液将吸附剂冲松浮起）。加样完毕，打开柱子下端活塞，使溶液缓缓流出至液面与吸附剂顶面平齐，再用少量洗脱剂冲洗原来盛试样溶液的容器 2～3 次，并将冲洗液轻轻倒入色谱柱内。

3. 洗脱　加样之后，控制洗脱剂的流速，并及时添加洗脱剂，保持色谱柱顶有一定高度的液体。随着洗脱的进行，各组分由于被吸附和解吸的能力不同而逐渐分离，先后流出色谱柱，可以用不同的容器分段收集洗脱液，完成分离任务，然后用有关方法对单组分的洗脱液进行定性定量分析。

视域拓展

　　1938 年，马丁和辛格准备利用氨基酸在水和有机溶剂中的溶解度差异分离不同种类的氨基酸。他们首先用两种逆向流动的溶剂分离氨基酸，但是没有获得成功。后来他们将水吸附在固相的硅胶上，以氯仿冲洗，成功地分离了氨基酸，这就是现在常用的分配色谱。在获得成功之后，马丁和辛格的方法被广泛应用于各种有机物的分离。1943 年马丁和辛格又发明了在蒸气饱和环境下进行的纸色谱法。

二、分配柱色谱法

在色谱分离中，有些强极性的化合物，如脂肪酸或多元醇类化合物能被吸附剂强烈吸附，很难洗脱，不适合使用吸附色谱法进行分离，可用液-液分配柱色谱法进行分离。

（一）原理

分配色谱法是利用试样中各组分在两种互不相溶的溶剂间分配系数的不同而实现分离的方法。分配柱色谱法适用于各类化合物的分离，特别是亲水性物质，如极性较大的酚类、糖类、氨基酸衍生物等。

液-液分配柱色谱的原理与液-液萃取原理相似，当流动相携带试样流经固定相时，各组分在互不相溶的两种液体间中不断进行溶解、萃取，再溶解、再萃取……如此多次之后，使分配系数稍有差异的组分得以分离。分配系数是指在低浓度和一定温度下，各组分以一定规律溶于互不相溶的两相中，当达到平衡状态时，组分在固定相(s)与流动相(m)中的浓度(c)之比，以 K 表示：

$$K = \frac{c_s}{c_m} \qquad\qquad 式(7-2)$$

试样中分配系数小的组分，在流动相中浓度大，洗脱时移动速度快，先从柱中流出；分配系数大的组分，在固定相中浓度大，洗脱时移动速度慢，后从柱中流出。因此，各组分之间的分配系数相差越大，越易分离。当各组分的分配系数相差不大时，可通过增加柱长，使分配次数增多，来达到较好的分离效果。

（二）担体、固定相

担体又称载体，在分配色谱中起负载固定相的作用。固定液不能直接装在色谱柱中，必须涂布在惰性物质的表面上，因此，担体本身应是惰性的，对试样组分不能有吸附作用，且必须纯净，颗粒大小适宜，具有较大的表面积，能吸着大量的固定相液体。在分配色谱中常用的担体有吸水硅胶、多孔硅藻土、纤维素以及微孔聚乙烯小球等。

（三）流动相

分配色谱中流动相的极性应与固定相的极性有一定的差距，否则将引起互溶而使组分在两相中不能建立分配平衡。选择流动相的一般方法是：根据色谱方法、组分性质和固定相的极性，首先选用对各组分溶解度稍大的单一溶剂作流动相，如果分离效果不理想，再改变流动相组成，即用混合溶剂作流动相，以改善分离效果。

（四）操作方法

分配色谱在装柱前应先将固定相液体与担体充分混合，然后连续不断地慢慢倒入柱内，使过剩的固定相液体流出，当色谱柱填充至一定的高度时，放尽固定液，再沿管壁小心地倒入洗脱剂，使柱中空气全部排除。分配柱色谱的加样和洗脱与吸附柱色谱基本相同。

知识链接

分配色谱法的固定相和流动相是两种互不相溶的溶剂，但它们之间并非绝对不溶，因此，在使用前需要先将两种溶剂装在分液漏斗中用力振摇，使两种溶剂互相饱和，待静置分层后，再分别取出使用。否则，当流动相不断流过固定相时，就会把担体上的固定相逐步溶解掉，而使分离失败。

三、离子交换柱色谱法

（一）原理

离子交换色谱法是以离子交换树脂作为固定相，以水、酸或碱作为流动相，由流动相携带被分离的离子型化合物在离子交换树脂上进行离子交换而达到分离和提纯的色谱方法。试样中有的离子与树脂发生离子交换的能力弱，在柱中移动速度快，先流出色谱柱；有的离子与树脂发生离子交换的能力强，在柱中移动速度慢，后流出色谱柱，由此使各种离子彼此分离。

在药物检测工作中，离子交换色谱法主要用于水的净化、天然药物有效成分的提取、干扰离子的除去等方面。

（二）离子交换树脂的分类

离子交换树脂的种类很多，最常用的是聚苯乙烯型离子交换树脂。它是以苯乙烯为单体，二乙烯苯为交联剂聚合而成的球形网状结构。在其网状结构的骨架上可引入不同的活性基团。根据活性基团的不同，离子交换树脂可分为阳离子交换树脂和阴离子交换树脂两类。

1. 阳离子交换树脂　如果在树脂上引入磺酸基($—SO_3H$)、羧基($—COOH$)和酚羟基($—OH$)等交换基团，这些基团中的 H^+ 可以和溶液中的其他阳离子发生交换作用，所以称为阳离子交换树脂。根据交换基团的酸性强弱，可分为强酸型和弱酸型阳离子交换树脂。如含磺酸基的酸性较强，为强酸型离子交换树脂，以 $R—SO_3H$ 表示，这种树脂化学性质稳定，在100℃时不受强酸、强碱、氧化剂或还原剂破坏，应用比较广泛。若含羧基、酚羟基等弱酸性基团时，为弱酸型离子交换树脂，以 $R—COOH$ 或 $R—OH$ 表示，其交换能力受外界酸性影响较大，例如 $R—COOH$ 要在 pH >4 时才具有交换能力，因此其应用受到一定的限制，但选择性较好，可用来分离不同强度的有机酸。

磺酸型阳离子变换树脂交换反应为：

$$nR - SO_3H + M^{n+} \underset{洗脱}{\overset{交换}{\rightleftharpoons}} (R - SO_3)_n M + nH^+$$

反应式中，M^{n+} 为金属离子，当试样溶液进入色谱柱后，金属离子与树脂中的氢离子进行交换，金属离子进入树脂网状结构中，氢离子进入溶液。由于交换反应是可逆过程，已经交换的树脂如果以适当的酸溶液处理，反应逆向进行，树脂又恢复原状，这一过程称为再生或洗脱过程。经再生的树脂可重复使用。

2. 阴离子交换树脂　如果在树脂上引入一些碱性基团，如季氨基($—N^+R_3Cl^-$)、伯氨基($—NH_2$)、仲氨基($—NHR$)、叔氨基($—NR_2$)等，则成为阴离子交换树脂，用 NaOH 溶液转型后，则成为 OH 型阴离子交换树脂。这些碱性基团上的 OH^- 可以与溶液中的阴离子发生交换反应，其交换反应如下：

$$RN^+(CH_3)_3OH^- + X^- \rightleftharpoons RN^+(CH_3)_3X^- + OH^-$$

阴离子交换树脂的化学稳定性和热稳定性都不及阳离子交换树脂高。

（三）离子交换树脂的特性

1. 交联度　是离子交换树脂的特性之一，表示离子交换树脂中交联剂的含量，通常以重量百分比表示。交联剂的含量大，则交联度大，形成网状结构紧密，网孔小，对体积大的离子进入树脂有阻碍作用，选择性高。但交联度也不宜过大，否则，网眼过小，会降低离子交换反应的速度。若交联度小，则网孔大，虽然大小离子都能进入树脂内部，交换反应快，但选择性低。工作中选择交联度多大的树脂，要根据被分离物质而定。如氨基酸和二肽的分离，一般选用8%交联度的树脂；分离分子较大的肽应选用交联度为2%~4%的树脂。

2. 交换容量　表示离子交换树脂的交换能力，是指单位质量的干树脂或单位体积的湿树脂，所能交换离子相当于一价离子的物质的量，其单位为 mmol/g(干树脂)或 mmol/ml(湿树脂)。一般交换容量为 3~6mmol/g 或 1~2mmol/ml。交换容量的大小决定于网状结构内所含有的酸性或碱性基团的数目。树脂的结构与组成，溶液的 pH 值也会影响交换容量。

（四）操作方法

1. 树脂的预处理　预处理的目的是除去树脂中混有的无机或有机杂质，并将树脂转型。处理方法是先将树脂在水中浸泡使其充分膨胀。商品阳离子交换树脂为 Na 型，一般用盐酸浸泡以除去杂质，然后用水洗至中性，可使 Na 型阳离子树脂转为 H 型。阴离子交换树脂可用氢氧化钠溶液浸泡，用水冲洗后由氯型转变为 OH 型。

2. 装柱　取一支色谱柱管，底部垫玻璃棉，然后加入蒸馏水，将已处理好并用水浸泡膨胀的树脂连水带树脂一起装入柱中，树脂必须浸泡在液面以下，要装得均匀无裂缝。在实际操作中，可在树脂上面覆盖一层玻璃棉，以防气泡进入交换层而导致一部分树脂起不到交换作用。

3. 交换与洗脱　将待分离的混合物溶液加到离子交换树脂柱上，控制洗脱剂流速进行离子交换，用不同的容器分段收集洗脱液。需要注意的是，待分离离子的总量不要超过树脂交换容量的 10%，以免交换不完全。

（五）应用

现以水的净化为例说明离子交换色谱法的应用。

将强酸性阳离子交换树脂用盐酸浸泡后用水洗至中性，处理成 H 型，再将强碱性阴离子交换树脂用氢氧化钠溶液浸泡后用水洗至中性，处理成 OH 型。用一支色谱柱装阳离子交换树脂，用一支色谱柱装阴离子交换树脂，并将它们串联起来。天然水中含有的 K^+、Na^+、Ca^{2+}、Mg^{2+} 等阳离子和 Cl^-、Br^-、SO_4^{2-}、CO_3^{2-} 等阴离子，通过离子交换柱后被交换到阳离子交换树脂和阴离子交换树脂上而得到去离子水。在实验室中常用去离子水代替蒸馏水使用，工业上则用离子交换法软化水。当交换树脂达到交换容量后，可以分别用盐酸和氢氧化钠溶液进行再生，重复使用。

 课堂互动

离子交换色谱法的原理是什么？怎样用它来净化水质？

四、凝胶柱色谱法

凝胶色谱法又称分子排阻色谱法（MEC），是以凝胶为固定相、有机溶剂为流动相的色谱法。凝胶是一种由有机物制成的分子筛，现在应用最广泛的是葡聚糖凝胶。其分离原理是：粒径不同的组分，向凝胶空穴渗透的能力不同，随流动相移动的能力也不同，从而实现分离。凝胶色谱法主要用于分离蛋白质及其他大分子的物质。

凝胶渗透色谱的流动相应满足两个要求：一是能溶解试样，并能润湿凝胶；二是黏度低，否则会因分子扩散受限而影响分离效果。一般水溶性试样选择水溶液为流动相，而非水溶性试样则选择四氢呋喃、氯仿或甲苯等有机溶剂为流动相。

第三节 纸色谱法

一、基本原理

(一) 分离原理

纸色谱法(PC)的固定相一般为滤纸纤维上吸附的水,流动相为不与水相溶的有机溶剂,其分离原理与液 - 液分配柱色谱法相同,也是利用试样中各组分在互不相溶的两种溶剂间分配系数的不同而达到分离的方法。在实际应用中,也常选用与水相混溶的溶剂做流动相。因为纸上有6% ~7% 的水是以氢键与纸纤维结合的,这部分水和能与水相混溶的溶剂形成类似互不相溶的两相。

(二) 比移值和相对比移值

将点有试样的滤纸悬挂于密闭的色谱缸内,选择适当的溶剂系统作为流动相(也称展开剂),利用毛细现象从点样的一端向另一端展开,展开到一定距离后,取出滤纸条,画出溶剂前沿,晾干。如果组分本身有颜色就可看到各组分的斑点。若组分无色可在紫外灯下观察或用适当方法显色,各组分在滤纸上移动的位置用比移值 R_f 表示。

$$R_f = \frac{\text{原点到斑点中心的距离}}{\text{原点到溶剂前沿的距离}} \qquad \text{式}(7-3)$$

例如,将分别含有 A、B 的两个单组分溶液点在同一张滤纸上,在一定条件下展开后,它们移动的距离分别是 a 和 b,见图7-2,则其 R_f 值分别为:

$$R_{f(A)} = \frac{a}{c}$$

$$R_{f(B)} = \frac{b}{c}$$

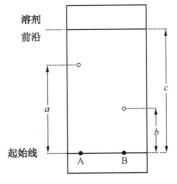

当色谱条件一定时,组分的 R_f 值为一常数,其值在 0 ~1 之间变化。若该组分的 $R_f = 0$,表示它没有随展开剂展开,仍停留在原点上;若组分的 $R_f = 0.7$,则表示该组分从原点移动到了溶剂前沿的十分之七处。分配系数 K 值愈小,R_f 值愈大。试样中各组分的分配系数相差越大,则各组分的 R_f 值相差也越大,各组分就越容易分离。

图7-2 单组分溶液展开示意图

在实践中,影响 R_f 值的因素很多,如试样的加入量、溶剂的纯度、展开时的温度、展开剂蒸气的饱和程度及滤纸的性能等。如果不严格控制色谱条件,则 R_f 值不易重现。为消除实验条件的影响,常采用与对照品在同一条件下进行操作,求得相对比移值 R_s 代替 R_f 值。其计算式为:

$$R_s = \frac{原点到样品斑点中心的距离}{原点到对照品斑点中心的距离}$$
式(7-4)

对照品可选用标准品，也可选用试样中某一组分。$R_s = 1$ 时表示试样与对照品一致。由于 R_s 值采用与对照品在同一条件下进行操作，消除了实验条件的影响，能够减小系统误差，减少了色谱工作中严格控制各种条件的困难。

 课堂互动

什么是 R_f 值、R_s 值，各代表什么意义？

二、色谱滤纸的选择与处理

（一）色谱滤纸的选择

1. 对色谱滤纸的一般要求

（1）纸质均匀、纯净，平整无折痕，边缘整齐，以保证溶剂展开速度均匀。

（2）纸质要松紧适宜。过于紧密则展开速度太慢，过于疏松易使斑点扩散。一般选用中速滤纸。

（3）滤纸应有一定的机械强度，被展开剂润湿后，仍能保持原状。

2. 色谱滤纸的选择 对滤纸的选择应结合分离对象来考虑。如当几种组分的 R_f 值相差很小时，宜采用慢速滤纸，若用快速滤纸易造成斑点重叠不易分开。当几种组分的 R_f 值相差较大时，则可采用中速滤纸或快速滤纸。在选用滤纸时还需考虑展开剂的性质，如以正丁醇为主的展开剂系统，黏度较大，展开速度慢，宜采用快速滤纸，而采用石油醚、氯仿做展开剂时，展开速度快，则可选用中速或慢速滤纸。做定性鉴别时可选用薄滤纸，而制备定量时则应选用厚滤纸。

（二）色谱滤纸的预处理

为了适应某些特殊需要，可将滤纸进行预处理，使滤纸具有新的性能。例如，分离酸、碱性物质时，可将滤纸浸入一定 pH 的缓冲溶液中预处理，使滤纸维持恒定的酸碱度。在分离一些极性较小的物质时，用甲酰胺、二甲基甲酰胺等代替水做固定相，以增加物质在固定相中的溶解度，降低 R_f 值，改善分离效果。

三、操作方法

（一）点样

取滤纸条一张，在距纸一端 2~3cm 处用铅笔轻轻画一条线，作为起始线，在线上画一"×"号表示点样位置，如点几个试样时，各点之间的间距为 2cm。用内径为

0.5mm 的平头毛细管或微量注射器点样。

将 1~2μl 的试样溶液均匀地点在已做好标记的起始线上（点样斑点称为原点），点样斑点直径不宜超过 2~3mm，若试样溶液的浓度太低，可反复点几次，每点一次样后用红外灯或电吹风吹干后再点第二次。

（二）展开剂的选择

展开剂的选择主要根据待分离试样组分在两相中的溶解度，即分配系数来考虑。选择展开剂应注意：

1. 展开剂与被测组分不能发生化学反应。

2. 被测组分在该展开剂中展开后，R_f 值应在 0.05~0.85 之间，分离两个以上组分时，其 R_f 值相差最少要大于 0.05。

3. 被测组分在两相中分配应能迅速达到平衡，易于获得边缘整齐的圆形斑点。

4. 展开剂尽可能不用高沸点溶剂，便于滤纸干燥。

在纸色谱中常用的展开剂是用水饱和的正丁醇、正戊醇、苯甲醇和酚等。展开剂预先要用水饱和，否则展开过程中会把固定相中的水夺去，使分配过程不能正常进行。分离不同种类的物质时，常选用的展开剂和显色剂见表 7-2。

表 7-2　几类化合物纸色谱的常用展开剂和显色剂

化合物类别	展 开 溶 剂	显 色 剂
有机酸	（1）正丁醇:醋酸:水 4:1:5 （2）正丁醇:乙醇:水 4:1:5	溴甲酚绿（溶解 0.04g 溴甲酚绿于 100ml 乙醇中，加 0.01mol/L NaOH 直到刚出现蓝色为止）显黄色斑点
酚类	（1）正丁醇:醋酸:水 4:1:5 （2）正丁醇:吡啶:水 2:1:5	三氯化铁（溶解 2g 三氯化铁于 100ml 0.5mol/L HCl 中）显蓝色或绿色斑点
糖类	（1）正丁醇:乙醇:水 4:1:5 （2）正丁醇:醋酸:水 4:1:5	邻苯二甲酸苯胺（0.93g 苯胺、1.66g 邻苯二甲酸溶于 100ml 水饱和的正丁醇中）105℃加热，呈红色或棕色斑点
氨基酸	（1）正丁醇:醋酸:乙醇:水 4:1:1:2 （2）戊醇:吡啶:水 35:35:30 （3）水饱和的酚	茚三酮（0.3g 茚三酮溶于 100ml 醋酸）80℃加热，呈红色斑点

（三）展开方式

根据色谱滤纸的形状，选择合适的密闭色谱缸。展开时先用展开剂蒸气饱和色谱缸，然后再将点样后的滤纸展开。

纸色谱展开方式有上行法、下行法、双向展开法、多次展开法和径向展开法等。其中最常用的是上行法展开，此法方便，但速度慢，适用于分离 R_f 值相差较大的试样。下行法适用于分离 R_f 值相差较小的组分。分离成分复杂的混合物可采用双向展开和多次展开法。径向展开是采用圆形滤纸进行辐射水平展开的分离方法。值得注意的是，即使是同一物质，如果展开方式不同，其 R_f 值也不一样。

（四）显色

展开完毕后，取出滤纸，在展开剂到达的前沿用铅笔轻轻画一条线，在室内晾干后，先在日光下观察有无色斑，然后置紫外灯下观察有无荧光斑点，并标出其位置、大小；记录颜色和强度。如果某些组分既不显色斑，又不显荧光，可根据被分离物质的性质，喷洒合适的显色剂使斑点显色（常见显色剂见表 7 - 2）。需要加热后才能显色的可用烘箱或电吹风加热，如氨基酸的分离鉴别，在展开后喷洒茚三酮显色剂，在 90℃ ~ 100℃ 加热数分钟，即可出现一系列的蓝紫色斑点（个别为蓝黄色斑点）。但是必须注意，不能使用带有腐蚀性的显色剂如浓硫酸等，以免腐蚀色谱纸。

（五）定性分析

经过显色反应可以初步知道试样属于哪一类物质。如试样喷洒茚三酮显色剂后显色，可判断试样中含有氨基酸；喷洒三氯化铁后显色，可知试样中含有酚类物质。但具体要知道每个斑点代表的是何种物质，则需将测定斑点的 R_f 值与已知物质的 R_f 值进行比较，或测量色斑的 R_s 值后进行定性。

（六）定量分析

纸色谱的定量分析常用下列方法：

1. 目测法　将标准系列溶液和试样溶液同时点在一张滤纸上，展开和显色后，目视比较试样斑点的颜色深浅和面积大小与对照品中的哪一个最为接近，求出试样的近似含量。

2. 剪洗法　先将分离后的斑点剪下，选用适当的溶剂洗脱，再用分光光度法或其他方法测定试样含量。

3. 光密度测定法　用色谱斑点扫描仪测定斑点的光密度，将试样与标准品比较即可求算含量。

四、应用与示例

纸色谱仪器简单、操作方便、所需试样量少、分离效能高、试样分离后各组分的定性、定量都较方便。因此被广泛用于混合物的分离、鉴定、微量杂质的检查等方面。现举例如下：

几种氨基酸的纸色谱 取色谱滤纸一条，在距纸一端2cm处用铅笔画一起始线，用毛细管将1%的甘氨酸、1%的丙氨酸和1%的谷氨酸分别点于滤纸的起始线上，吹干，将滤纸悬挂于盛有展开剂的密闭色谱缸中，饱和半小时，用正丁醇:冰醋酸:水(4:1:2)作展开剂，然后将点有试样的滤纸一端浸入展开剂中约1.5cm处进行展开，当展开剂前沿上升到距滤纸顶端2cm处时，取出滤纸，用铅笔在展开剂前沿画一条线，在空气中晾干。用喷雾器将0.2%的茚三酮溶液(显色剂)均匀地喷到滤纸条上，在80℃~100℃烘箱中加热10分钟取出，即见各氨基酸的蓝紫色斑点，分别测算 R_f 值。

第四节 薄层色谱法

一、基本原理

薄层色谱法是将固定相均匀地涂铺在光洁的玻璃板、塑料板或金属板表面上形成0.25~1mm的薄层，使试样各组分在此薄层上进行色谱分离的方法。已铺好固定相的板称为薄层板，简称薄板。薄层色谱法按其分离原理可分为吸附薄层法、分配薄层法、离子交换薄层法和凝胶薄层法。在药品检测工作中，最常用的是吸附薄层色谱法。

吸附薄层色谱法以吸附剂作固定相，以适当的溶剂作流动相，将被分离的试样溶液点在薄板的一端，在密闭的容器中进行展开，吸附系数大的组分在薄板上的迁移速度慢，而吸附系数小的组分在薄板上迁移速度快，过一段时间后，不同组分之间的距离逐渐增大，最终被完全分离。薄层色谱可作为柱色谱选择色谱条件的预备方法。

二、吸附剂的选择

薄层色谱法常用的吸附剂(固定相)是硅胶和氧化铝。选择吸附剂的原则与吸附柱色谱法基本相同，但要求其颗粒更细、更均匀。吸附剂的颗粒大小对展开速度、R_f 值和分离效能都有很大影响。颗粒太大，展开速度太快，展开后斑点较宽，分离效果不好；颗粒太小，展开速度太慢，容易产生拖尾。因此，应该选用颗粒大小适宜的吸附剂。干法铺板一般要求粒度为75~100μm(150~200目)，湿法铺板要求粒度为10~40μm(250~300目)。如果吸附剂的颗粒不均匀，则制成的薄板不均匀，影响分离效果。

薄层色谱常用的硅胶有硅胶H、硅胶G和硅胶 HF_{254} 等。硅胶H不含黏合剂，铺成硬板时常需另加黏合剂；硅胶G是硅胶和煅石膏混合而成；硅胶 HF_{254} 不含黏合剂而含有一种荧光剂，在254nm紫外光下呈强烈黄绿色荧光背景。用含荧光剂的吸附剂制成的荧光薄层板可用于本身不发光且不易显色的物质的研究。硅胶微带酸性，适用于酸性和中性物质的分离。

氧化铝和硅胶类似，常用的有氧化铝 G、氧化铝 H 和氧化铝 HF_{254} 等。氧化铝一般是微碱性的吸附剂，适用于碱性物质和中性物质的分离。

三、展开剂的选择

薄层色谱中展开剂的选择原则和吸附柱色谱中流动相的选择原则相同。分离极性大的组分时，应选用极性大的展开剂展开，否则组分的 R_f 值太小，分离不好。分离弱极性的组分时，宜选用极性弱的展开剂，否则 R_f 值太大，也不利于分离。一般是先用单一溶剂进行展开试验，如用氯仿做展开剂时，被测组分的 R_f 值太小或 R_f 值为 0，这时可适当加一定比例极性较大的展开剂进行试验，或用多种溶剂按一定比例混合进行试验，直至能达到分离为止。在薄层分离中，各斑点的 R_f 值一般要求在 0.3 ~ 0.8 之间，R_f 值之间应相差 0.05 以上，否则易造成斑点重叠。

四、操作方法

（一）铺板

将吸附剂或担体均匀地涂铺于薄板上成为厚度均匀一致的薄层，这个过程叫铺板。薄层色谱常采用玻璃板来涂铺固定相，玻璃板的大小根据操作需要而定，要求是表面光滑、平整清洁，使用前应先用洗涤液浸泡，再用自来水冲洗，最后用蒸馏水洗净后烘干备用。

常用的薄板有两种，一种是不加黏合剂的称为软板；另一种是加黏合剂的称为硬板。

1. **软板的制备（干法铺板）**　将吸附剂均匀地置于玻璃板的一端，取一根比玻璃板宽度稍长一些的玻璃棒，在其两端比板的宽度略窄处套上一段乳胶皮管，其厚度即为所铺薄层厚度。然后从撒有吸附剂的一端，用力均匀向前推挤，中途不能停顿，速度不宜过快，否则铺出的薄层不均匀，影响分离效果，见图 7 - 3。

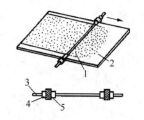

图 7 - 3　干法铺板示意图

1. 不含黏合剂的薄层　2. 玻璃板
3. 玻璃管　4. 塑料管　5. 橡皮管

软板由于不加黏合剂，所以不坚固，易松动离散，展开时只能用近水平展开，显色时易吹散，因此操作时应非常小心。软板一般用于摸索色谱展开的条件。

2. **硬板的制备（湿法铺板）**　加黏合剂的薄板称为硬板。在吸附剂中加入黏合剂，用适当溶剂溶解黏合剂后与吸附剂调成糊状进行铺板的操作方法称为湿法铺板，干燥后即为硬板。

黏合剂的作用是使薄层固定在玻璃板上。目前常用的黏合剂有煅石膏（G）、羧甲基纤维素钠（CMC－Na）和某些聚合物如聚丙烯酸等。用煅石膏作黏合剂制成的硬板，机械性能较差、易脱落，但耐腐蚀，可用浓硫酸试液显色。用羧甲基纤维素钠作黏合剂制成的硬板，机械性能强，可用铅笔在薄板上标记，但不宜在强腐蚀性试剂存下加热。

硬板的铺板方法有下列几种。

（1）倾注法　将按比例调制好的糊状吸附剂倒在准备好的玻璃板上，用洗净的玻璃棒铺成均匀薄层，在较为水平的工作台上轻轻敲匀，使薄层表面平坦、光滑，置于水平台上晾干后再放入烘箱内活化。

（2）平铺法　平铺法制板又称刮板法。在水平台面上先放置适当大小的玻璃平板，另用两条玻璃板做框边，框边高出中间玻璃板的厚度就是薄层的厚度。把已调制均匀的糊状吸附剂倾注在玻璃板一端，再用一块边缘平整的玻璃片或塑料板，将吸附剂从一端刮向另一端，见图 7-4，然后在空气中干燥后活化。

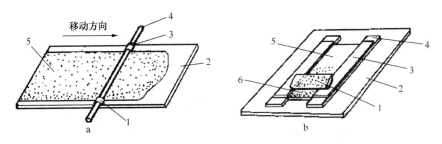

图 7-4　湿法铺板示意图

a：1. 调节薄层厚度的塑料环（厚度 0.3～1.0mm）　2. 玻璃板
3. 防止玻璃滑动的环　4. 直径均匀的玻璃棒　5. 薄层吸附剂
b：1. 推刮薄层用的玻璃片或刀片　2. 台面玻璃　3. 调节涂层厚度的薄玻璃板
4. 垫薄玻璃板用的长玻璃　5. 涂层用的玻璃板　6. 薄层浆

（3）机械涂铺法　用涂铺器制板的方法称为机械涂铺法。该法操作简单，板的厚度可按需要调节，制得的薄板厚度均匀一致，且所得板的质量高、分离效果好、重现性好，是目前应用较广的方法。

铺好的硅胶板晾干后，应在 105℃～110℃干燥 0.5～1 小时，铺好的氧化铝薄板晾干后，应在 400℃干燥数小时，活化后的薄板冷却至室温即可使用，也可保存于干燥器中备用。制好的薄板应表面光洁平整、厚薄均匀，没有气泡和裂纹。

（二）点样

将试样溶于适当的溶剂中，溶剂宜用易挥发的有机溶剂，常用甲醇、乙醇、丙酮、乙醚等，尽量避免用水，因为水不易挥发，易使斑点扩散。定性时用内径为 0.5mm 管口平整的普通毛细管点样，定量时用微量注射器点样。点样量要适量，点样量太少，展开后斑点模糊，甚至看不出斑点；点样太多，则展开后容易出现斑点过大或拖尾等现象，甚至不能实现完全分离。

薄层色谱的点样方法与纸色谱法相同，始线一般距薄层板的一端 1.5～2cm，原点直径控制在 2～3mm，点样时间应在 10 分钟之内，以免薄板吸潮失活，点样后待溶剂挥发，即可放入色谱缸内展开。如用于分离制备，则可在起始线上连续滴加试样溶液，形成一条试样线。

（三）展开

薄层色谱的展开方式基本与纸色谱相同，展开必须在密闭容器内进行，根据所用薄层板的大小、形状、性质选用不同的色谱容器和展开方式。软板只能用近水平展开方式展开，如图 7 - 5b 所示。硬板可采用下行展开、双向展开、多次展开等多种展开方式，一般采用上行展开，如图 7 - 5a 所示。

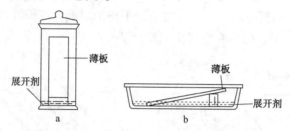

图 7 - 5 薄层展开示意图

a. 上行单向展开 b. 近水平展开

操作时先将容器密闭，待展开剂蒸气饱和后，放进薄板，使点有试样的一端浸入展开剂，但样点应距展开剂液面 0.5cm 以上，当展开剂展开到薄板的四分之三左右时，取出薄板，立即标记溶剂前沿线。软板在空气中晾干，硬板可用电热吹风或在烘箱中烘干。

为了获得良好的色谱效果，展开前应使展开剂蒸气饱和色谱容器，取一块滤纸，浸透展开剂，粘在色谱容器内壁上，可以缩短饱和时间，所用色谱容器的密封性要好，确保薄板及试样在展开过程中处于展开剂的饱和蒸气环境。

视域拓展

如果用混合溶剂作展开剂，色谱容器中展开剂蒸气没有达到饱和，则极性较弱、沸点较低的溶剂在薄层板两边较易挥发，致使薄层板两边的溶剂组成与其中部不同，即薄层板两边边缘处展开剂的极性较大，而中间部位展开剂的极性相对较小，所以，同一组分在同一薄层板边缘时，R_f 值大于其他部位的 R_f 值，这种现象称为边缘效应。

（四）显色

薄层板展开后，斑点的检测方法和纸色谱相同。对有色物质的分离，展开后先在日光下观察并画出有色物质的斑点，测算 R_f 值。对于有荧光及少数有紫外吸收的物质，可在紫外灯下观察有无暗斑或荧光斑点，在灯下划出斑点位置，并记录其颜色及强弱。对于既无色又无紫外吸收的物质，可选用合适的显色剂显色。生物碱、氨基酸衍生物、肽类、脂类及皂苷等的显色可选用碘；茚三酮可用于氨基酸、脂肪族伯胺的显色；含酚羟基的物质可用三氯化铁 - 铁氰化钾试剂显色；0.05% 的荧光黄甲醇溶液是芳香族与杂环化合物的显色剂；硫酸能对大部分有机化合物显色。

五、定性分析

薄层色谱法定性分析的依据是：在固定的色谱条件下，相同物质的 R_f 值或 R_s 值相同。

薄层色谱法定性时，常将试样与标准品在同一薄板上点样、展开、显色，测算 R_f 值，如果试样组分与标准品的 R_f 值相同，表示该组分与标准品为同一物质。在鉴定未知物时，常用几种不同的展开剂系统展开，若得出组分的 R_f 值与标准品的 R_f 仍相同，可确认为是同一物质。如果组分的 R_f 值和标准品不相同，则二者不是同一物质。因影响 R_f 值的因素较多，如吸附剂的类型和粒度、展开剂的纯度和极性、薄层的厚度、展开方式和展开距离、色谱缸中展开剂的饱和度、点样量等，因此，最好采用相对比移值 R_s 进行定性鉴别。

课堂互动

已知某混合试样 A、B、C 三组分的分配系数分别是 380、420、520，请预测此三组分在薄层上的 R_f 值的大小顺序如何？

六、定量分析

（一）目视定量法

用对照品配制一个浓度准确的标准系列溶液，在相同条件下配制试样溶液，将标准系列溶液和试样溶液点在同一薄层板上，展开（必要时显色）后，用眼睛直接观察、对比试样斑点与标准系列斑点的大小和颜色深浅，若试样斑点与标准系列中某个斑点相同或接近，则认为二者的浓度相等，若试样斑点介于标准系列某两个斑点之间，则试样溶液浓度等于两个标准斑点浓度的平均值。

（二）洗脱定量法

试样和标准品在同一块薄板上平行展开，需用显色剂定位时，先将试样用玻璃板遮住，将标准品显色，然后在相当于标准品的 R_f 处，将试样从薄板上连同吸附剂一起刮下，置于离心管中，选择适当溶剂将待测组分洗脱，离心除去吸附剂，用其他仪器分析方法测定该组分的含量。

（三）薄层扫描仪定量

薄层色谱扫描仪是专门对斑点进行扫描的一种分光光度计。薄层色谱扫描仪的种类很多，但基本结构相同，均有由光源、单色器、样品台、检测器、记录仪等部件构成。

知识链接

　　薄层色谱扫描仪的光学原理与紫外－可见分光光度计相同，即光源发射的复合光，经单色器变成单色光，照射薄层板，检测器将透射光或反射光转变为电信号输出，再经对数放大器转换为吸收度信号，由记录器记录此信号，即可得到轮廓曲线或峰面积。

　　根据光学系统的不同，薄层色谱扫描仪可分为单光束、双光束和双波长三类。目前常用的是双波长薄层扫描仪。

　　1. 双波长薄层扫描仪　　该仪器的光学系统如图 7－6 所示。

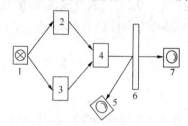

图 7－6　双波长薄层扫描仪示意图

1. 光源　2、3. 单色器　4. 斩光器　5. 反射光检测器　6. 薄层板　7. 透射光检测器

　　用两个单色器，把光源发出的光变成两束不同波长的光，一束是斑点中被测组分的最大吸收波长（λ_{max}），作为测定波长，另一束是该组分吸收光谱的基线部分（即组分无吸收的波长），作为参比波长（λ_R）。这两束光交替照射薄层，扫描的测定值是 λ_{max} 波长和 λ_R 波长所得的吸收值之差，从而消除了薄层本身的空白吸收，以及因薄层厚度不均匀而引起的基线波动。

　　2. 扫描方式　　根据扫描光束的运动轨迹，扫描方式可分为直线扫描和锯齿扫描二种。

　　（1）直线扫描法　　光束沿直线轨迹通过斑点的扫描方法。扫描时应注意光束应将整个色斑包括在内，测得的是光束在各个部分的吸收度之和。它适合外形规则的斑点。缺点是扫描的方向不同，所测得的吸收值会有差异。

　　（2）锯齿扫描法　　光束呈锯齿状轨迹扫描前进的扫描方法，其光束大小可随斑点面积大小进行调节。这种扫描方式特别适用于形状不规则及大的斑点，即使从不同方向扫描，亦能获得基本相同的结果。

　　3. 测定方式

　　（1）透射法　　将一定波长的光束照射到斑点上，一部分光被吸收，另一部分透过薄层的光可由透射测量用的光电倍增管检测出来。由于吸附剂能阻挡一部分光，且玻璃板本身能吸收紫外光，因此产生测量误差，其应用受到一定限制。

　　（2）反射法　　将一定波长的光束照射到斑点上，一部分光被吸收，另一部分被反射的光由反射测量用的光电倍增管检测出来。本法受薄层表面均匀度影响较大，但对薄层厚度的均匀性要求不高，重现性较好，是目前应用较为普遍的测定方法。

（3）荧光测定法　用汞灯或氙灯发射出的光作为激发光照射到斑点上，然后用反射法或透射法来测量斑点被激发后所产生的荧光。该法灵敏度高，适于微量物质的含量测定。

4. 工作曲线线性化　用薄层扫描仪测量时，吸光度与浓度的关系应符合朗伯－比尔定律，即 $A-c$ 曲线是一条直线。但实际测定时，不仅有反射光、透射光，还有吸附剂产生的不规则散射光。由于散射光的散射作用，使得 $A-c$ 工作曲线偏离朗伯－比尔定律呈弯曲状。工作曲线线性化能将弯曲状的曲线校正为直线。实验时，根据薄板的类型，选择合适的散射参数（SX），计算机就能依据固定的程序，自动校正和计算，给出准确的结果。SX 值取决于薄板上吸附剂的性质、粒度和分布情况。通常硅胶薄板的 SX 选 3，氧化铝薄板的 SX 选 7。

薄层扫描仪定量具有快速、简便的特点。但由于受到薄层性质、操作方法、扫描定量方法、扫描参数设定等因素的影响，其精密度、准确度不甚理想，误差为 2% ~ 5%。为提高测量的精密度和准确度，在薄层色谱操作及色谱扫描过程中，应尽可能保持实验条件一致，以获得满意的结果。

七、薄层扫描仪的操作技术

岛津 CS – 9301 型双波长飞点薄层扫描仪是《药品检验仪器操作规程》（2010 年版）收载的检测仪器之一，由主机、工作站及打印机三部分组成，其操作技术如下。

1. 开机　接通电源，把主机电源【Power】钮拨到开"on"位置。打开计算机及打印机开关，计算机进入 Windows 界面。双击【CS – 9301】图标，仪器通过自检进入主菜单界面。

2. 扫描条件的选择

（1）按实验所要求的波长范围选择光源，移动主机上的光源转换杆到合适的位置上（370nm 以下选择氙灯，370nm 以上选择钨灯，若进行荧光扫描，应开启汞灯或氙灯）。

（2）扫描方式（Photomode）的选择：单击主菜单上的【Scanner】，从下拉菜单中选择【Parameters】，从出现的对话框中单击【Change】，在下拉菜单中选择【Control parameters】，在出现的对话框中的【Photomode】栏中选出适当的扫描方式。

（3）光谱扫描确定被测物品的测定波长：打开主机上盖，放入薄层板，并用固定夹夹好，通过主机面板上的方向键将光斑移至待测斑点中心。单击主菜单上的【Scanner】，从下拉菜单中选择【Spectrum Scan】，在出现的对话框中选择【CH1】，得样品斑点光谱图。通过主机面板上的方向键将光斑移至待测斑点上方的空白处，单击主菜单上的【Scanner】，从下拉菜单中选择【Spectrum Scan】，从出现的对话框中选择【CH2】，得背景光谱图。单击主菜单上的【Process】，从下拉菜单中选择【Calculation】，从出现的对话框中进行选择：

"A"栏中选【CH1】。

"Operation"栏中选【Minus】。

"B"栏中选【CH2】。

"C"栏中选【CH3】。

直接从通道3(CH3)中所显示的谱图选择最佳测定波长(Sample Wave)及参比波长(Reference Wave)的位置,将鼠标移至该处单击右键,横坐标上即可显示该处的吸收波长。

3. 薄层板的扫描

(1) 单波长锯齿扫描 通过主机面板上的方向键将光斑移至待测斑点上方。单击主菜单上的【Scanner】,从下拉菜单中选择【Parameters】,在出现的对话框中单击【Change】,从下拉菜单中选择【Control Parameters】,从出现的对话框中选择 Lambda 栏为【Single】,Scan Mode 栏为【Zigzag】,按【OK】键,在出现的对话框中单击【Change】,从下拉菜单中选择【Stage and Beam Parameters】,从出现的对话框中选择 Beamsize 栏为【70.4×0.4】。返回主菜单界面,单击左下角的【Lambda】,从出现的对话框中输入扫描波长。单击右下角的 Start,开始扫描。单击右上角的【Stop】,结束扫描,并储存扫描图谱。

(2) 双波长锯齿扫描 通过主机面板上的方向键将光斑移至待测斑点上方。单击主菜单上的【Scanner】,在下拉菜单中选择【Parameters】,从出现的对话框中单击【Change】,在下拉菜单中选择【Control Parameters】。从出现的对话框中选择 Lambda 栏为【Dual】,Scan Mode 栏为【Zigzag】,按【OK】键。在出现的对话框中单击【Change】,从下拉菜单中选择【Stage and Beam Parameters】。从出现的对话框中选择 Beam Size 栏为【70.4×0.4】。在该对话框中的 Dual Wavelength 栏中输入扫描波长。返回主菜单界面单击右下角的【Start】,开始扫描。单击右上角的【Stop】,结束扫描,并储存扫描图谱。

(3) 单波长或双波长线形扫描 将 Scanmode 栏改为【Linear】,将对话框中的 Beamsize 栏设为适当的光带,其他操作与锯齿扫描相同。

4. 数据处理

(1) 手动处理 单击主菜单上的【Peak】,从下拉菜单中选择【Edit Peak Param】,预先设定峰参数,或选找出各峰。单击主菜单上的【Peak】,从下拉菜单中选择【Peaklist】,列出所有检测到的峰及峰面积。单击主菜单上的 Print,从下拉菜单中选择【Plotout】,根据出现的对话框填好选项,即可打印出色谱图参数及峰面积结果。根据各组分的浓度与峰面积,计算含量。

(2) 自动处理 制作标准曲线 单击主菜单上的【Quant】,从下拉菜单中选择【Make Working Curve】,根据出现的对话框填好选项,即可作好标准曲线。单击主菜单上的【Quant】,从下拉菜单中选择【Execute Quant】。单击下方的【Item】键,添加 Conc 项。在数据表中单击左键选择要测定的成分峰,再单击【Single】,即可自动在 Conc 项下列出该成分的含量。

5. 关机 测定完毕,取出薄层板。退出 CS-9301 程序,关闭主机开关后,关闭打印机及计算机,填写使用记录。

八、应用与示例

薄层色谱法具有设备简单、操作方便、展开迅速、显色容易、能用腐蚀性显色剂等优点。因此常用于各种有机物的分离和鉴定，在药物检测、卫生监测、环境保护、氨基酸及其衍生物的分析等方面被广泛的应用，有时也用于少量物质的提纯与精制。如在控制中药原料的质量时可采用薄层色谱快速定性；在药检工作中可用来鉴定药物纯度及检查分解产物，卫生检验中可用来分离、鉴定大气和水中的有害物质。

例如，几种磺胺类药物的薄层色谱分离。用下列几种磺胺药物溶于丙酮制成试样溶液，点在硅胶 CMC – Na 薄板上，选用适当的流动相进行展开后，在紫外灯下定位或用对 – 二甲氨基苯甲醛显色，即可测得几种磺胺药物的 R_f 值，见表 7 – 3。

表 7 – 3　几种磺胺类药物用适当流动相展开后测得的 R_f 值

磺胺类药物	适当展开剂的 R_f 值				
	氯仿:甲醇 80:15	环己烷:丙酮:醋酸 4:5:1	甲乙酮:醋酸 75:5	丙酮:甲醇:二甲胺 9:1:1	甲乙酮:吡啶 75:5
磺胺二甲嘧啶	0.66	0.56	0.70	0.41	0.63
磺胺嘧啶	0.55	0.54	0.71	0.39	0.63
磺胺脒	0.11	0.28	0.53	0.33	0.43
磺胺二甲异嘧啶	0.45	0.33	0.46	0.32	0.39
乙酰磺胺	0.37	0.49	0.72	0.21	0.59
磺胺噻唑	0.46	0.38	0.64	0.22	0.49
磺胺	0.33	0.43	0.68	0.69	0.67

同 步 训 练

一、单项选择题

1. 吸附柱色谱与分配柱色谱的主要区别是(　　)
   A. 所用的玻璃柱不同　　　　　　　B. 所用的吸附剂不同
   C. 所用的洗脱剂不同　　　　　　　D. 色谱分离原理不同

2. 在色谱分析过程中，流动相对试样可起到(　　)
   A. 洗脱作用　　　B. 平衡作用　　　C. 滞留作用　　　D. 分解作用

3. 纸色谱法属于(　　)
   A. 吸附色谱　　　B. 分配色谱　　　C. 离子交换色谱　　　D. 薄层色谱

4. 在薄层色谱中，一般要求 R_f 值的范围在(　　)
   A. 0.3 ~ 0.8　　　B. 1.0 ~ 1.5　　　C. 0.1 ~ 0.2　　　D. 0.1 ~ 3.5

5. 薄层色谱点样线一般距玻璃板底端(　　)
   A. 0.2 ~ 0.3cm　　　B. 1cm　　　C. 1.5 ~ 2cm　　　D. 2 ~ 3cm

6. 在分配色谱中，下列叙述正确的是(　　)
   A. 分配系数大的组分先流出色谱柱　　B. 分配系数小的组分先流出色谱柱
   C. 吸附能力大的组分先流出色谱柱　　D. 吸附能力小的组分先流出色谱柱

7. 下列不是吸附剂的物质是( )

    A. 硅胶   B. 氧化铝   C. 羧甲基纤维素钠   D. 聚酰胺

8. 关于色谱法，下列说法正确的是( )

    A. 用薄层色谱分离两种以上的组分，要求 R_f 值相差不要大于 0.5

    B. 分离极性强的组分用极性强的吸附剂

    C. 各组分之间分配系数相差越小，越易分离

    D. 色谱分离过程是一个差速迁移的过程

9. 吸附平衡常数 K 与保留时间的关系( )

    A. K 值越大，保留时间越长   B. K 值越大，保留时间越短

    C. K 值越小，保留时间越长   D. K 值大小与保留时间无关

10. 薄层色谱中，软板与硬板的主要区别是( )

    A. 所用吸附剂不同   B. 所用玻璃板不同

    C. 是否加黏合剂   D. 所用黏合剂不同

11. 分离离子型化合物应选用( )

    A. 吸附柱色谱   B. 薄层色谱   C. 离子交换色谱   D. 凝胶色谱

12. 某物质在流动相中的浓度为 C_m，质量为 m_m；而在固定相中的浓度为 C_s，质量为 m_s，则该物质的分配系数(K)为( )

    A. C_m/C_s B. C_s/C_m C. m_m/m_s D. m_s/m_m

二、填空题

1. 色谱分析法简称色谱法，是一种依据混合物中各组分_____或_____的差异进行分离、定性和定量分析的方法。

2. 固定相是固定在一定_____上的相，它可以是固体或附着在某种载体上的液体。_____是色谱分离中的流动部分，它携带试样通过固定相时，根据试样中各组分的理化性质不同而达到分离、分析的目的。

3. 色谱法按两相所处的状态可分为_____色谱和_____色谱；按分离原理可分为_____色谱、_____色谱、_____色谱和_____色谱。

4. K 值越大，在平衡时该组分在固定相中的浓度_____，在柱中的移动速度_____，保留时间_____，后流出色谱柱。

5. 吸附剂的含水量越高活性级数_____，活性_____，吸附能力_____。

6. 流动相的极性比固定相的极性_____时，称为正相色谱，反之称为反相色谱。

7. 分配色谱是利用试样中各组分在两种_____的溶剂间_____不同而达到分离的方法。

8. _____表示离子交换树脂的交换能力，它决定于网状结构内所含有的_____性或_____性基团的数目。

9. 凝胶过滤色谱法则以_____凝胶为固定相，常用于分离_____物质。

10. 纸色谱法(PC)是以_____作为载体的色谱法，按分离原理属于_____色谱法。

11. 当几种组分的 R_f 值相差很小时，宜采用_____滤纸，当几种组分的 R_f 值相差较大时，则可采用_____滤纸或_____滤纸。

12. 被测组分用展开剂展开后，R_f 值应在_____之间，分离二个以上组分时，其 R_f 值相差最少要大于_____。

13. 薄层色谱中分离极性较强的组分时，宜选用_____的展开剂展开，否则组分的 R_f 值太小，分离不好。

14. 薄层分离中一般各斑点的 R_f 值要求在_____之间，R_f 值之间应相差_____以上，否则易造成斑点重叠。

15. 薄层扫描法的扫描方式有两种，即_____扫描法和_____扫描法。

三、简答题

1. 什么是液 – 固吸附柱色谱法？

2. 吸附柱色谱和分配柱色谱各是依据试样的什么性质来选择固定相和流动相的？

3. 常用的吸附剂有哪些？说出它们的适用范围。

4. 如何选择色谱滤纸和展开剂？

5. 影响 R_f 值的因素有哪些？

6. 在吸附薄层色谱中如何选择展开剂？

四、计算题

1. 在同一薄层板上将某试样和标准品展开后，试样斑点中心距原点 9.0cm，标准品斑点中心距原点 7.5cm，溶剂前沿距原点 15cm，试求试样及标准品的 R_f 值和 R_s 值？

2. 已知某组分在薄层板上从试样原点迁移 4.8cm，溶剂前沿移至试样原点以上 9.6cm，请分析：①该组分的 R_f。②在同样条件下，若溶剂前沿移至试样原点以上 13.6cm，则组分斑点应在该薄层板的何处？

第八章 气相色谱检验技术

■■ 知识要点

1. 基本概念：气相色谱法；色谱流出曲线；基线；色谱峰；峰高；峰面积；标准差；半峰宽；峰宽；保留时间；死时间；调整保留时间；保留体积；死体积；调整保留体积；容量因子；分配系数；分离度；定量校正因子。

2. 基本理论；塔板理论；速率理论。

3. 基本计算：归一化法；内标法；外标法；内标对比法。

4. 基本技能：气相色谱仪的使用及实验条件的选择。

5. 技能应用：药品的分离、鉴别和含量测定。

第一节 概　述

气相色谱法（GC）是以气体为流动相的柱色谱法。气相色谱法是 20 世纪 50 年代初期迅速发展起来的一种分离分析方法。早期只是用于石油产品的分析，目前已广泛应用在石油化工、医药卫生、食品分析和环境监测等领域。在《中国药典》（2010 年版）中，气相色谱已成为原料药和制剂的含量测定、中药成分分析、有关杂质检查和有机残留溶剂测定的重要方法。

一、气相色谱法的分类和特点

1. 气相色谱法的分类　按固定相状态，分为气－固色谱和气－液色谱。按色谱柱的粗细和填充情况，分为填充柱色谱和毛细管柱色谱。毛细管柱又可分为开管毛细管柱、填充毛细管柱等。按分离机制，分为吸附色谱和分配色谱等。本节重点介绍气－液分配色谱。

2. 气相色谱的特点　气相色谱具有分离效能高、选择性好、灵敏度高、试样用量少、分析速度快（几秒至几十分钟）等特点。但受试样蒸气压限制，气相色谱只适用于分析具有一定蒸气压且对热稳定性好的试样。据统计，能用气相色谱法直接分析的有机物占全部有机物的 20% 左右。

二、气相色谱法的相关概念

（一）气相色谱图

气相色谱图，又称色谱流出曲线，是指试样各组分经过检测器时所产生的电压或电流强度随时间变化的曲线，如图 8－1 所示。

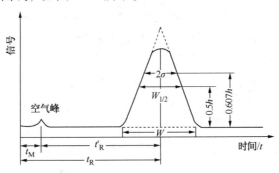

图 8－1　色谱流出曲线示意图

（二）基本术语

描述气相色谱图（见图 8－1）可以用下列术语。

1. 基线　在操作条件下，没有组分流出时的流出曲线。基线能反映气相色谱仪中检测器的噪音是否稳定，稳定的基线应是一条平行于横轴的直线。

2. 色谱峰　色谱图上的突起部分称为色谱峰。正常色谱峰为对称形的曲线。非正常色谱峰有两种：拖尾峰及前延峰。拖尾峰（见图 8－2）的前沿陡峭，后沿拖尾；前延峰则相反，其前沿平缓，后沿陡峭。

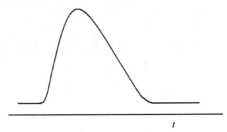

图 8－2　拖尾峰示意图

3. 峰高（h）　色谱峰的最高点至基线的垂直距离称为峰高。

4. 峰面积（A）　色谱峰与基线所包围的面积称为峰面积。峰高和峰面积常用于定量分析。

5. 标准差（σ）　正常色谱峰的标准差为峰高的 0.607 倍处的峰宽之半。σ 越小，区域宽度越小，说明流出组分越集中，越有利于分离，柱效越高。

6. 半峰宽（$W_{1/2}$）　峰高一半处的宽度称为半峰宽。

$$W_{1/2} = 2.355\sigma \qquad\qquad 式（8－1）$$

7. **峰宽(W)** 通过色谱峰两侧拐点作切线，在基线上的截距称为峰宽。

$$W = 4\sigma \text{ 或 } W = 1.699 W_{1/2} \tag{式（8-2）}$$

$W_{1/2}$ 与 W 都是由 σ 派生而来，除用于衡量柱效外，还用于计算峰面积。一个组分的色谱峰可用峰高（或峰面积）、峰位和峰宽三个参数表达。

（三）保留值

保留值是峰位的表达方式，是色谱定性参数。

1. **保留时间(t_R)** 从开始进样到组分的色谱峰顶点所需要的时间间隔称为该组分的保留时间。

2. **死时间(t_M)** 气相色谱中通常把出现空气峰或甲烷峰的时间称为死时间。

3. **调整保留时间或校正保留时间(t'_R)** 保留时间与死时间之差称为调整保留时间。

$$t'_R = t_R - t_M \tag{式（8-3）}$$

在实验条件（温度、固定相等）一定时，调整保留时间只决定于组分的本性，故它是色谱法定性的基本参数。

4. **保留体积(V_R)** 从进样开始到某个组分的色谱峰峰顶的保留时间内所通过色谱柱的载气体积称为该组分的保留体积。

$$V_R = t_R \times F_c \tag{式（8-4）}$$

式中 F_c 为载气流速（ml/min），F_c 大时，t_R 则变小，两者乘积不变，因此，V_R 与载气流速无关。

5. **死体积(V_M)** 由进样器至检测器的路途中，未被固定相占有的空间称为死体积。它包括进样器至色谱柱间导管的容积、色谱柱中固定相颗粒间间隙、柱出口导管及检测器内腔容积。

$$V_M = t_M \times F_c \tag{式（8-5）}$$

死体积越大，说明色谱峰越扩张（展宽），柱效越低。

6. **调整保留体积(V'_R)** 保留体积与死体积的体积差称为调整保留体积。

$$V'_R = V_R - V_M = t'_R \times F_c \tag{式（8-6）}$$

V'_R 也与载气流速无关，也是常用的色谱定性参数之一。

（四）容量因子 k 与分配系数 K

1. **容量因子** 是指在一定温度和压力下，组分在两相间的分配达平衡时的质量之比。它与 t'_R 的关系可用下式表示：

$$k = \frac{t'_R}{t_M} \tag{式（8-7）}$$

式（8-7）表明，k 值越大，组分在柱中保留时间越长。

2. **分配系数** 色谱过程的实质是混合物中各组分不断在固定相与流动相间进行分配平衡的过程。分配的程度，可用分配系数 K 表示。

分配系数 K 是指在一定的温度和压力下，溶质在两相间的分配达到平衡时的浓度比。

$$K = \frac{\text{固定相中组分 } A \text{ 的浓度}(c_s)}{\text{流动相中组分 } A \text{ 的浓度}(c_m)} \qquad \text{式}(8-8)$$

当色谱原理不同时，分配系数的含义也不同。在吸附色谱中，K 为吸附平衡常数；在离子交换色谱中，K 为交换系数；在分子排阻色谱中，K 为渗透系数。

分配系数与被分离组分的本性有关，与温度、固定相、流动相有关。一般说来，同一物质在一定的条件下，分配系数在低浓度时为一常数。

三、气相色谱法的基本理论

气相色谱法的基本理论主要是热力学理论和动力学理论。热力学理论是用相平衡观点来研究分离过程，以塔板理论为代表。动力学理论是用动力学观点来研究各种动力学因素对柱效的影响，以范第姆特(Van Deemter)速率理论为代表。

（一）塔板理论

塔板理论于 1941 年由马丁(Martin)和辛格(Synge)提出，该理论是假设把色谱柱看做一个具有许多塔板的分馏塔，在每块塔板的间隔内，试样混合物在气液两相中产生分配并达到平衡，经过多次的分配平衡后，分配系数小（即挥发性大）的组分先到达塔顶，即先流出色谱柱。只要色谱柱的塔板足够多，组分间的 K 值即使有微小的差异，也可得到良好的分离。

由塔板理论可导出理论塔板数和峰宽度的关系：

$$n = \left(\frac{t_R}{\sigma}\right)^2 \text{ 或 } n = 5.54\left(\frac{t_R}{W_{1/2}}\right)^2 \qquad \text{式}(8-9)$$

注意：①式中的保留时间与标准差或半峰宽单位应一致；②组分不同，其保留时间和半峰宽不同，因此，用不同组分计算同一根色谱柱的理论塔板数会有差别。

理论塔板高度(H)可由色谱柱长(L)和理论塔板数计算：

$$H = \frac{L}{n} \qquad \text{式}(8-10)$$

若用调整保留时间 t'_R 代替 t_R 计算，则得到有效理论塔板数 n_{eff} 和有效理论塔板高度 H_{eff}。塔板数和塔板高度是衡量柱效的指标。

例 8-1 某色谱柱长 2m，在柱温为 100℃，记录纸速为 3.0cm/min 的实验条件下，测得苯的保留时间为 1.5 分钟，半峰宽为 0.30cm，求理论塔板数和塔板高度。

解：由 $n = 5.54 \times \left(\frac{t_R}{W_{1/2}}\right)^2$

$n = 5.54 \times \left(\frac{1.50}{0.30/3}\right)^2 = 1.2 \times 10^3$

得 $H = \frac{2}{1.2 \times 10^3} = 1.7 \times 10^{-3}\text{m} = 1.7\text{mm}$（通常以每分钟 1cm 纸速衡量半峰宽）

塔板理论成功地解释了柱效问题，但它不能解释柱效与载气流速的关系，更不能说明影响柱效的因素。

（二）速率理论

1956 年荷兰学者范第姆特等人吸取了塔板理论中塔板高度的概念，并对影响塔板高度的各种动力学因素进行了研究，导出了塔板高度与载气流速的关系，阐明了使色谱峰扩张而降低柱效的因素，成为速率理论的核心。其速率方程式为：

$$H = A + \frac{B}{u} + Cu \qquad 式(8-11)$$

式中 A、B、C 三个为常数，其中 A 为涡流扩散项，B 为纵向扩散项，C 为传质阻力项。u 为载气线速度，$u \approx L/t_M(cm/s)$。在 u 一定时，A、B、C 三个常数越小，则塔板高度（H）越小，峰越锐，柱效越高。

1. 涡流扩散项 A　组分分子通过色谱柱时，由于受到填充材料的影响，形成涡流状态从而使色谱峰扩张，这种现象称为涡流扩散项 A。

只有当采用粒度适当且颗粒均匀的填料，并尽量填充均匀，是减少涡流扩散，提高柱效的有效途径，对开管（空心）毛细管柱，A 项为零。

2. 纵向扩散项 B　组分分子本身在色谱柱内产生纵向扩散，从而延长在柱内的停留时间，使色谱峰扩张的现象称为纵向扩散项 B。

为了缩短组分分子在载气中的停留时间，可采用较快的载气流速和选择分子量大的重载气（如 N_2），降低扩散项。但分子量大时，黏度大，柱压降低。因此载气线速度较慢时用 N_2，较快时用 H_2 或 He，则可降低纵向扩散项。

3. 传质阻力项 C　在填充柱中，影响试样中组分分子在气－液两相中溶解、扩散、分配等速度过程的阻力称为传质阻力。

由于传质阻力的存在，增加了组分在固定液中的停留时间，使其落后于在两相界面迅速平衡并随同载气流动的组分，故使色谱峰扩张。适当减少固定相用量，降低固定液液膜厚度是减少传质阻力项的主要方法。但固定液不能太少，否则会使色谱柱寿命缩短。

综上所述，范氏方程式对于分离条件的选择具有指导意义。

四、分离条件的选择

（一）分离度

分离度又称分辨率，用来衡量分离效果。其定义为相邻两组分色谱峰的保留时间之差与两组分色谱峰基线宽度总和之半的比值，即：

$$R = \frac{2 \times (t_{R_B} - t_{R_A})}{W_A + W_B} \qquad 式(8-12)$$

式中 t_{R_A}、t_{R_B} 分别为组分 A、B 的保留时间，W_A、W_B 分别为组分 A、B 的色谱峰基线宽度。从上式可看出，两个组分的保留时间相差越大，两组分的峰宽度越窄，则分离度越高，两组分分离越完全。当 $R = 1.0$ 时，峰基稍有重叠，可认为基本分离。在进行定量分析时，为了能获得较好的精密度和准确度，应使 $R \geqslant 1.5$。

(二) 分离条件的选择

气相色谱分离条件，主要是固定相、柱温和载气。

1. 色谱柱的选择　主要是固定相和柱长的选择。选择固定相时应注意极性和最高使用温度。一般可按相似性原则和主要差别(如沸点)选择固定相。如分析高沸点化合物，可选择高温固定相。分析难分离试样可采用毛细管柱。

增加柱长能增加塔板数，提高分离度。但柱长过长，峰变宽，柱阻增加，分析时间延长。

2. 柱温的选择　柱温对分离度影响很大，是选择分离条件的关键。

提高柱温，可增加分析速度，但分配系数会降低，加剧分子扩散，使柱效降低，不利于分离。如果柱温超过色谱柱的最高使用温度，则会引起固定液流失。降低柱温，传质阻力项增加而使峰变宽，甚至产生拖尾峰。因此，对选择柱温的基本原则是：在使最难分离的组分有符合要求的分离度前提下，以保留时间适宜及不拖尾为度，尽可能采用较低柱温。

3. 载气及其流速的选择

(1) 载气种类的选择　根据载气的流速、柱压和检测器类型可选择氢气或氮气。

(2) 载气流速的选择　载气流速对柱效和分析时间有明显影响。在实际工作中，为缩短分析时间，载气流速常高于最佳流速。H_2 最佳线速度为 10 ~ 12cm/s；N_2 为 7 ~ 10cm/s。通常载气流速可控制在 20 ~ 80ml/min 范围内。

第二节　气相色谱仪

一、气相色谱法的一般流程

流动相由载气钢瓶供给，经减压阀调节降压，经净化器脱水及净化，由针型阀调至适宜的流量进入色谱柱，再经检测器流出色谱仪。待流量、温度及基线稳定后，即可进样。液态试样用微量注射器吸取，注入气化室使气化，气态试样可用六通阀或注射器进样，气化的试样被载气带入色谱柱。试样各组分在固定相与载气之间分配，由于各组分在两相中的分配系数不同，它们按分配系数大小的顺序依次被载气带出色谱柱。分配系数小的组分先流出，分配系数大的后流出。流出色谱柱的组分再被载气带入检测器。检测器将各组分的浓度(或质量)的变化，转变为电压(或电流)的变化，电压(或电流)随时间的变化由色谱工作站记录下来，即得色谱图，如图 8 - 3 所示。利用色谱图可进行定性或定量分析。

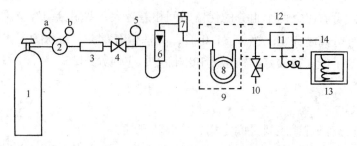

图8-3　气相色谱仪示意图

1. 载气钢瓶　2. 减压阀　3. 净化器　4. 针型阀　5. 压力表　6. 转子流量计

7. 气化室　8. 色谱柱　9. 色谱柱恒温箱　10. 针型阀　11. 检测器

12. 检测器恒温箱　13. 记录器　14. 放大器

二、气相色谱仪的基本组成

气相色谱仪一般由六个部分组成：气路系统、进样系统、分离系统、检测系统、温度控制系统、记录及数据处理系统。如图8-3所示。

1. 气路系统　包括气源、净化器和气流控制装置，是一个连续运行的密闭管路系统。载气由高压气瓶出来后经减压阀、压力表、净化器、气体流量调节阀、转子流量计、气化室、色谱柱、检测器，然后放空。

2. 进样系统　包括试样导入装置（如注射器、六通阀和自动进样器等）和进样口。为了获得良好的分析结果，首先要将试样定量引入色谱系统，并使试样有效地气化。然后将试样快速导入色谱柱。

3. 分离系统　包括色谱柱和柱箱，是气相色谱仪的"心脏"。

4. 检测系统　即检测器，它可将载气中被分离的组分浓度或质量转换为电信号，再由记录器记录成色谱图，供定性、定量分析用，是色谱仪的"眼睛"。

5. 温度控制系统　对气化室、色谱柱箱、检测室等加热、恒温和自动控制温度。

6. 记录及数据处理系统　包括放大器、记录仪或数据处理机。现代的色谱仪都有一个色谱工作站（由工作软件、电脑、打印系统组成），它能完成数据处理系统的所有任务。

视域拓展

　　色谱柱及检测器是气相色谱仪的关键部件。试样各组分能否被分离决定于色谱柱，分离后的组分能否被灵敏、准确地测定决定于检测器。

三、色谱柱

色谱柱由固定相与柱管组成，按色谱柱的粗细分为填充色谱柱和毛细色谱柱。填充色谱柱多用内径 4 ~6mm 的不锈钢管制成螺旋形管柱，常用柱长 2 ~4m，根据固定相不同又可分为气 – 液色谱填充柱和气 – 固色谱填充柱。毛细管色谱柱常用内径 0.1 ~ 0.5mm 的玻璃或石英毛细管，柱长几十米到近百米。按填充方式又分为开管毛细管柱及填充毛细管柱。按分离原理又分为分配柱和吸附柱等，它们的区别主要在于固定相。各种不同规格的色谱柱有专门厂家生产，用户可根据需要选购，也可自己制备。

(一) 气 – 液色谱填充柱

固定液涂渍在载体上作为固定相而形成的色谱柱称为气 – 液色谱填充柱。

1. 固定液

(1) 对固定液的要求　固定液一般都是高沸点液体，在操作温度下为液态。其要求是：①在操作温度下蒸气压低，流失慢，柱寿命长；②稳定性好；③对试样中各组分有足够的溶解能力；④黏度要小，凝固点低。

(2) 固定液的分类　常用的分类方法是化学分类法与极性分类法。①以固定液的化学结构为依据的分类方法称化学分类法，按官能团名称不同分为：烃类、聚硅氧烷类、醇类、酯类等，此类方法的优点便于依据"相似相溶"的原则选择固定液。②按固定液的相对极性为依据的分类方法称极性分类法，这种方法在气相色谱中应用最广泛。按相对极性将固定液分类，见表8 –1。

表8 –1　常用固定液的相对极性

固　定　液	相对极性	级别	最高使用温度(℃)	应用范围
鲨鱼烷(SQ)	0	+1	140	标准非极性固定液
阿皮松(APL)	7 ~8	+1	300	各类高沸点化合物
甲基硅橡胶(SE – 30，OV – 1)	13	+1	350	非极性化合物
邻苯二甲酸二壬酯(DNP)	25	+2	100	中等极性化合物
三氟丙基甲基聚硅氧烷(QF – 1)	28	+2	300	中等极性化合物
氰基硅橡胶(XE – 60)	52	+3	275	中等极性化合物
聚乙二醇(PEG – 20M)	68	+3	250	氢键型化合物
己二酸二乙二醇聚酯(DEGA)	72	+4	200	极性化合物
β,β' –氧二丙腈(ODPN)	100	+5	100	标准极性固定液

2. 载体　载体又称担体，是一种化学惰性的多孔性微粒，它的作用是提供一个大的惰性表面，使固定液能以液膜状态均匀地分布其表面，构成气 – 液色谱的固定相。

(1) 对载体的要求　①比表面积大；②表面没有吸附性能(或很弱)；③不与试样或固定液起化学反应；④热稳定性好；⑤颗粒均匀，具有一定的机械强度。

(2) 载体的类型　常用的是硅藻土型载体。它是将天然硅藻土压成砖型，在900℃煅烧后粉碎，过筛而成。根据制造方法不同可分为红色载体和白色载体。红色载体机械强度比白色载体大，吸附性强，常与非极性固定液配伍。而白色载体吸附性弱，常与极性固定液配伍。

（二）气－固色谱填充柱

气－固色谱填充柱的固定相可分为硅胶、氧化铝、高分子多孔微球及化学键合相等。在药物分析中应用较多的是高分子多孔微球。

高分子多孔微球（GDX）是一种人工合成的新型固定相，还可以作为载体。它是由苯乙烯（STY）或乙基乙烯苯（EST）与二乙烯苯（DVB）交联共聚而成，聚合物为非极性。高分子多孔微球的分离机制一般认为具有吸附、分配及分子筛三种作用。它的特点是：①分离效果好；②选择性高，特别适合于分析微量水分；③对热稳定性高，柱寿命长；④颗粒均匀，机械强度高，耐腐蚀；⑤极性分子也能获得正态色谱峰。

填充色谱柱的缺点是：由于柱内填充了填料，载气通过色谱柱时所经过的途径是弯曲与多径的，引起涡流扩散，使柱效降低。同时，填充柱的传质阻力大，也使柱效降低。

（三）毛细管色谱柱

毛细管柱主要有涂壁毛细管柱（WCOT）和载体涂层毛细管柱（SCOT）两个类型。SCOT 柱是目前应用最广泛的毛细管柱，与一般填充柱相比具有以下特点：

1. 柱渗透性好：毛细管柱通常是空心柱，由于是空心，柱阻力很小，可以适当增加柱长，还可用高载气流速进行快速分析。

2. 柱效高：一根填充柱的理论塔板数仅为几千，而毛细管柱最高可达 10^6。

毛细管柱效高的原因：①无涡流扩散项；②传质阻力小；③柱长一般为 30 ~ 100m。

3. 易实现气相色谱和质谱联用。

4. 柱容量小：由于色谱柱细，故固定液含量只有几十毫克，因此进样量不能多。

5. 定量重复性差：由于进样量少，故毛细管柱多用于定性，较少用于定量。

四、检测器

检测器是将色谱柱分离后的各组分的浓度或质量的变化转换为电信号的装置，是分析的主要部件。气相色谱仪的检测器有多种，按响应特性可分为两大类：浓度型检测器（如热导检测器）与质量型检测器（如氢焰离子化检测器）。

（一）检测器的性能要求

对检测器性能的要求主要有：灵敏度高、稳定性好、噪音低、线性范围宽、死体积小。

（二）常用的检测器

1. 热导检测器（TCD）　是利用被测组分与载气的热导率不同来检测组分的浓度变化。其优点是结构简单、测定范围广、线性范围宽、试样不被破坏。缺点是灵敏度低、噪音较大。

2. 氢焰离子化检测器(FID) 氢焰离子化检测器简称氢焰检测器，是利用有机物在氢焰的作用下，发生化学电离而形成离子流，借测定离子流强度而进行检测。其优点是灵敏度高、噪音小、响应快、线性范围宽等。缺点是一般只能测定含碳有机物，而且检测时待测组分被破坏。氢焰离子化检测器是目前常用的检测器之一。

课堂互动

请比较一下热导检测器与氢焰离子化检测器各自的优缺点。

五、气相色谱仪的操作规程

以 HP5890A 型气相色谱仪为例说明之。

(一) 操作前的准备

1. 色谱柱的安装 气相色谱仪柱箱内有两个检测器接口、两个进样器接口，根据色谱柱外形可使用任何一对检测器进样器接口。各接口均配有 1/4 和 1/8 英寸套管，可根据色谱柱的外径选用。金属柱选用金属垫圈，玻璃柱选用石墨垫圈。

安装金属柱时，将柱头顶住接口用手拧紧螺母，再用扳手拧 1/4~1/8 周即可。安装玻璃柱时，应将两个柱头同时顶住检测器和进样器接口，然后再拉出 1~2mm，用手拧紧螺母后，再用扳手拧 1/4~1/2 周即可。

2. 气体流量的调节 载气：将皂膜流量计连到检测器出口，关掉氢气和空气开关，将载气钢瓶出口压力调至 413.4kPa，调节载气流量调节阀以得到合适的流量。一般情况下载气流速可选 30ml/min。氢气：打开氢气开关，调节氢气钢瓶的出口压力致使测得的氢气和载气的总流量达到 60ml/min。空气：关闭氢气开关阀，打开空气开关阀，调节空气钢瓶或空气压缩机的出口压力使测得的空气和载气的总流量达到 450ml/min。

(二) 开机与点火

1. 开机 打开仪器的电源开关，当屏幕上显示出 Passed Selftes 后，即可设定测试参数，设定柱温时，一定要注意柱子的最高使用温度。

2. 选择检测器 如果选择 A 检测器，依次按【Det】、【A】、【ON】、【Sigi】、【A】、【Enter】键进行连接。如果选用 B 检测器，将上面的【A】改成【B】。

3. 点火 打开氢气和空气开关阀，按住点火钮数秒钟即可点火。

(三) 进样

当红色"Not Ready"指示灯熄灭后，表明各加热单元均已达到设定值，此时即可进样分析。

（四）关机

检测结束，关闭氢气、空气阀门，关闭加热设置。待各加热单元冷却后，关主机电源，关闭氮气源。

（五）注意事项

1. 检测器温度不能低于进样口温度，否则会污染检测器。
2. 进样器所取样品要避免带有气泡以保证进样重现性。
3. 取样前用溶剂反复清洗进样器，再用待测试液洗 2 ~ 5 次，避免样品间的相互干扰。

第三节　定性定量分析方法

一、定性分析方法

在色谱图中每一色谱峰均代表一个组分，若没有已知纯物质作标准品对照，一般就无法确定各色谱峰代表何种组分。因此气相色谱的定性分析常采用下列方法。

（一）利用保留值定性鉴定

当固定相和操作条件不变时，每种物质都有确定的保留值（t_R' 或 v_R'）。因此可用已知纯物质的保留值和待测组分的保留值进行对照定性，如待测组分的保留值与在相同条件下测得的纯物质的保留值相同，则初步可认为它们是同一物质。

（二）加入纯物质增加峰高定性鉴定

当试样组分较复杂，相邻两组分的保留值接近，或操作条件不易控制稳定，保留值很难测定时，可用增加峰高方法定性，即将已知纯物质加到试样中，如某一组分的峰高增加，则该组分即与加入的纯物质相同。

有时两种不同组分在同一色谱柱上也可能会有相同的保留值，此时应用"双柱定性法"，即再用另一根装有不同极性固定液的色谱柱进行分析，如获得相同的保留值，一般可以认为上述定性结果是正确的。

气相色谱的定性能力总的说是比较弱的，如能与质谱、红外光谱等技术联用，使色谱分析的强分离能力与质谱、红外光谱等的强鉴定能力相结合，则对复杂未知物的定性鉴定会有很好的效果。因此，目前气相色谱与质谱、红外光谱、核磁共振谱等联用技术（并联上智能计算机）得到迅速发展，并获得广泛应用，成为解决复杂分析问题的一个主要手段。

此外，常用的定性方法还有与化学方法结合的定性鉴定、利用检测器的选择性进行定性鉴定等。

二、定量分析方法

(一)定量分析的依据

定量分析的依据是在实验条件恒定时峰面积与组分的量成正比。因此，峰面积测量的准确度直接影响定量结果，对称色谱峰峰面积计算式：

$$A = 1.065h \times W_{1/2} \qquad \text{式(8-13)}$$

式中 h 为峰高，$W_{1/2}$ 为半峰宽，1.065 为常数。用读数显微镜测量半峰宽，其测量误差可控制在1%以下。不对称峰，用平均峰宽代替半峰宽，其计算式：

$$A = 1.065h \frac{(W_{0.15} + W_{0.85})}{2} \qquad \text{式(8-14)}$$

式中 $W_{0.15}$ 与 $W_{0.85}$ 分别为 $0.15h$ 及 $0.85h$ 处的峰宽度。

▉ 课堂互动

定性分析和定量分析依据的参数分别是什么？

目前的气相色谱仪都带有数据处理机或色谱工作站，能自动打印并显示出峰面积或峰高，其准确度为 0.2% ~ 1%。

(二)定量校正因子

在实际测定工作中，由于同一种物质在不同类型检测器上所测得的响应灵敏度不同，而不同物质在同一检测器上的响应灵敏度也不同，导致相同质量的不同物质所产生的峰面积(峰高或峰宽)不同。因此必须引入定量校正因子 f。

定量校正因子分为绝对校正因子和相对校正因子，在实际工作中常采用相对校正因子，其定义为：待测物质的质量与峰面积比值与标准物质的质量与峰面积比值之比。可用下式表示：

$$f_{m_i} = \frac{m_i/A_i}{m_s/A_s} = \frac{m_i \times A_s}{m_s/A_i} \qquad \text{式(8-15)}$$

在《中国药典》(2010 年版)附录中用浓度 c 代替质量 m。组分的定量校正因子也可以从有关手册或文献中查到，也可以自己测定。

(三)定量计算方法

气相色谱定量方法分为归一化法、外标法、内标法、内标对比法等。

1. 归一化法　如果试样中所有组分都能产生信号，得到相应的色谱峰，则可按下式计算各组分的含量。

$$c_i\% = \frac{A_i f_i}{A_1 f_1 + A_2 f_2 + \cdots + A_n f_n} \qquad \text{式(8-16)}$$

2. **外标法** 用待测组分的纯品作对照物，以对照物和试样中待测组分的响应信号相比较进行定量的方法称外标法。此法分为标准曲线法及外标一点法。

标准曲线法是取对照品配制一系列浓度不同的标准溶液，以峰面积或峰高对浓度绘制标准曲线。再按相同的操作条件进行试样测定，根据待测组分的峰面积或峰高，从标准曲线上查出其浓度。

外标一点法是用一种浓度的 i 组分的标准溶液，与试样溶液在相同条件下多次进样，测得峰面积的平均值，用下式计算试样溶液中 i 组分含量：

$$c_i = \frac{A_i (c_i)_s}{(A_i)_s} \qquad \qquad 式(8-17)$$

式中 c_i 与 A_i 分别为试样溶液中 i 组分的浓度及峰面积的平均值；$(c_i)_s$ 与 $(A_i)_s$ 分别为标准液的浓度及峰面积的平均值。

3. **内标法** 当在一个分析周期内试样中所有组分不能全部出峰，或检测器不能对每个组分产生响应，或只需测定试样中某些组分的含量，则可采用内标法。所谓内标法是以一定量的纯物质作对照物，加到准确称取的试样中，以待测组分和纯物质的响应信号对比，测定待测组分含量的方法。

内标法的优点是定量结果较准确，只要被测组分及内标物出峰，就可定量。因此特别适合微量组分或杂质的含量测定。其缺点是每次分析都要准确称取试样和内标物的质量，而且内标物不易寻找。

4. **内标对比法** 先称取一定量的内标物（S），加入到标准液中，组成标准品溶液。再将相同量内标物，加入到同体积的试样液中，组成试样溶液。将两种溶液分别进样，按下式计算出试样溶液中待测组分的含量：

$$(c_i\%)_{样品} = (c_i\%)_{标准} \times \frac{(A_i / A_s)_{样品}}{(A_i / A_s)_{标准}} \qquad \qquad 式(8-18)$$

《中国药典》（2010 年版）规定可用此法测定药品中某个杂质或主成分的含量。对于正常峰，可用峰高 h 代替峰面积 A 计算含量。

当我们只对复杂样品中的挥发性组分感兴趣时，那么顶空气相色谱分析往往是一种最简单而有效的方法。所谓顶空气相色谱分析是取样品基质（液体或固体）上方的气相部分进行气相色谱分析。1962 年，出现了商品顶空进样器，现已成为一种普遍使用的气相色谱分析技术。其中，静态顶空气相色谱法大量应用于中药挥发性成分分析和化学合成药物的残留有机溶剂分析。

第四节　气相色谱法在药品检测中的应用

气相色谱法在药学领域中应用较广泛，包括药物的含量测定、杂质检查、微量水分和有机溶剂残留量的测定、中药挥发性成分测定以及体内药物代谢分析等方面。

例 8 - 2　用内标法测定无水乙醇中的微量水分:

色谱条件　色谱柱:401 有机载体(或 GDX - 203);柱长:2m;柱温:120℃;气化室温度:160℃;检测器:热导池;载气:H_2;流速:40 ~ 50ml/min。

试样配制　准确量取被检无水乙醇 100.0ml,称重为 79.37g。用减重法加入无水甲醇(内标物)约 0.25g,精密称定为 0.2572g,混匀,进样。实验所得色谱图见图 8 - 4。

测得数据　水:$h = 4.60$cm,$W_{1/2} = 0.130$cm;甲醇:$h = 4.30$cm,$W_{1/2} = 0.187$cm。

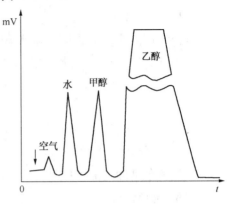

图 8 - 4　无水乙醇中微量水分的测定

解:用峰面积进行计算(以峰面积表示的相对质量较正因子 $f_{水} = 0.55$,$f_{甲醇} = 0.58$)。

$$H_2O\% = \frac{1.65h_i \times (W_{1/2}f)_i}{1.065h_s \times (W_{1/2})_s} \times \frac{m_i}{m_s} \times 100\%$$

$$= \frac{1.065 \times 4.60 \times 0.130 \times 0.55}{1.065 \times 4.30 \times 0.187 \times 0.58} \times \frac{0.2572}{79.37} \times 100\% = 0.23\%(W/W)$$

用峰高进行计算(以峰高表示的相对质量较正因子 $f_{水} = 0.224$,$f_{甲醇} = 0.340$)。

$$H_2O\% = \frac{(h_{水}f)_i m_i}{(h_{中}f)_s} \times 100\%$$

$$= \frac{4.60 \times 0.224 \times 0.2572}{4.30 \times 0.340 \times 79.37} \times 100\% = 0.23\%(W/W)$$

同 步 训 练

一、单项选择题

1. 在气相色谱分析中,用于定性分析的参数是(　　)

　　A. 保留值　　　　B. 峰面积　　　　C. 分离度　　　　D. 半峰宽

2. 在气相色谱分析中,用于定量分析的参数是(　　)

　　A. 保留时间　　　B. 保留体积　　　C. 半峰宽　　　　D. 峰面积

3. 良好的气 - 液色谱固定液为(　　)

　　A. 气压低、稳定性好

　　B. 化学性质稳定

　　C. 溶解度大,对相邻两组分有一定的分离能力

　　D. 以上都正确

4. 在气 - 液色谱分析中,良好的载体为(　　)

　　A. 粒度适宜、均匀,表面积大

    B. 表面没有吸附中心和催化中心

    C. 化学惰性、热稳定性好，有一定的机械强度

    D. 以上都正确

5. 下列因素中，对色谱分离效率影响最大的是(　　)

    A. 柱温　　　　　　　B. 载气的种类　　　　　C. 柱压　　　　　　　D. 固定液膜厚度

6. 气 – 液色谱中，保留值越大，物质分子间的相互作用力也越大，这些物质是(　　)

    A. 组分和载气　　　　　　　　　　　B. 载气和固定液

    C. 组分和固定液　　　　　　　　　　D. 组分和载体、固定液

7. 气相色谱固定液不应具备的性质是(　　)

    A. 选择性好　　　　　　　　　　　　B. 沸点高

    C. 对被测组分有适当的溶解能力　　　D. 与试样或载气反应强烈

8. 有效塔板数越多，表示(　　)

    A. 柱效能越高，越有利组分分离　　　B. 柱效能越高，越不利组分分离

    C. 柱效能越低，越有利组分分离　　　D. 柱效能越低，越不利组分分离

9. 对于色谱柱柱温的选择，应该使其温度(　　)

    A. 高于各组分的平均沸点和固定液的最高使用温度

    B. 低于各组分的平均沸点和固定液的最高使用温度

    C. 高于各组分的平均沸点，低于固定液的最高使用温度

    D. 低于各组分的平均沸点，高于固定液的最高使用温度

10. 气相色谱仪分离效率的好坏主要取决于何种部件(　　)

    A. 进样系统　　　　　B. 色谱柱　　　　　　C. 热导池　　　　　　D. 检测系统

二、填空题

1. 在一定的温度和压力下，试样组分在固定相和流动相之间的分配达到平衡时的浓度比，称为＿＿＿＿＿。

2. 从进样开始到某个组分的色谱峰峰顶的保留时间内所通过色谱柱的载气体积称为该组分的＿＿＿＿＿。

3. 适当减少＿＿＿＿＿，降低固定液液膜厚度是减少传质阻力项的主要方法。

4. 常用硅藻土型载体可分为：＿＿＿＿＿载体，常与＿＿＿＿＿固定液配合使用，分析非极性或弱极性物质；＿＿＿＿＿载体，常与＿＿＿＿＿固定液配合使用，分析极性物质。

5. 气相色谱的仪器一般由＿＿＿＿＿、＿＿＿＿＿、＿＿＿＿＿、＿＿＿＿＿和＿＿＿＿＿组成。

6. 气相色谱仪的检测器有质量型和浓度型，其中热导检测器(TCD)属于＿＿＿＿＿型检测器；氢焰离子化检测器(FID)属于＿＿＿＿＿型检测器。

7. 气相色谱定量方法分为＿＿＿＿＿、＿＿＿＿＿、＿＿＿＿＿、＿＿＿＿＿等。

三、简答题

1. 简述气相色谱分析的分离原理。

2. 简述气相色谱法的特点。

3. 写出速率理论方程式，并简述各项的物理意义。

4. 简述气相色谱分析中选择色谱柱时的注意事项。

四、计算题

1. 两物质 A 和 B 在 30cm 长的色谱柱上的保留时间分别为 16.4 和 17.63 分钟，有一不与固定相作用的物质，其在此柱上的保留时间为 1.30 分钟。物质 A 和 B 的峰底宽分别为 1.11 分钟和 1.21 分钟。试求色谱柱的分离度 R 是多少？

2. 准确称取纯苯（内标物）及纯化合物 A，称其重量分别为 0.435g 和 0.864g，配成混合溶液，进行气相色谱分析。由色谱图上测得苯和化合物 A 峰面积分别为 4.0cm^2 与 7.6cm^2，试计算化合物 A 的相对重量校正因子（f_A）。

第九章　高效液相色谱检验技术

▮▮ 知识要点

1. **基本概念**：高效液相色谱法；化学键合相；正相键合相；反相键合相。
2. **基本知识**：高效液相色谱仪的组成部分及其作用。
3. **基本方法**：外标法；内标法；内标对比法。
4. **基本技能**：高效液相色谱仪的操作技术。
5. **技能应用**：药品的真伪鉴定、杂质限量检查和有效成分含量测定。

高效液相色谱法（HPLC）又称高压液相色谱法，是以经典液相色谱法为基础，引用了气相色谱的理论和实验技术，采用高效固定相、高压输液泵及高灵敏度检测手段而发展起来的现代分离分析方法。与其他色谱方法相比，高效液相色谱法具有分离效能高、灵敏度高、分析速度快、流动相的选择范围宽、色谱柱可重复使用、流出组分易收集、操作自动化和应用范围广等特点。因此，高效液相色谱法在药品检测工作中占有十分重要的地位。

视域拓展

高效液相色谱法于20世纪70年代初推出之后，发展十分迅速。进入21世纪以来，其发展日益迅猛，应用范围不断扩大，已经成为化学、生物学、生命科学、环境科学、药品检验和中药研究等领域必不可少的分离分析手段。在《中国药典》（2010年版）中，复方制剂、绝大多数中成药、杂质或辅料干扰因素多的药品，其主成分的定量检测均采用高效液相色谱法。高效液相色谱法不但适于复杂试样的分离分析，而且适于沸点高、极性强、热稳定性差、分子量大的高分子化合物及离子型化合物的分离分析，如氨基酸、蛋白质、生物碱、核酸、甾体、类脂、维生素、抗生素、DNA及其片断、单克隆抗体、蛋白质及多肽等，还可用于制备某些微量而贵重的生物活性化合物，解决了一般色谱技术难以解决的难题。

第一节 概 述

一、高效液相色谱法的基本知识

高效液相色谱法的基本术语和基本理论，如峰面积、峰高、保留值、分配系数、分配比、分离度、塔板理论、速率理论等，都与气相色谱法相同，但不同的是流动相为高压液体，其黏度比气体黏度大一百倍，扩散系数仅是气体扩散系数的万分之一至十万分之一，这些差别常常影响色谱过程，引起色谱峰的扩展。

速率理论研究色谱柱内各种因素引起的色谱峰扩展以及色谱柱外各种因素引起的色谱峰扩展。

要想减小柱内因素对色谱峰的影响，必须使用颗粒小而均匀的固定相，装柱应密实均匀，使被分离的组分在色谱柱内移动的路径趋于相同，从而减小色谱峰的扩展；还应选用低黏度流动相，如甲醇、乙腈等，适当提高柱温，使被分离的组分在两相间尽快达到分配平衡，减小色谱峰的扩展。

要想减少色谱柱之外的各种因素对峰宽的影响，应尽量减小柱外死体积（包括进样系统、连接管路、接头、检测器以及管路体积等）。死体积越大，色谱峰扩展越大。在实际工作中，通常使用"零死体积接头"连接管路各部件，尽可能使用内腔体积小的检测器。

二、高效液相色谱法的主要类型

高效液相色谱法的分类与经典液相色谱法的分类相似，按固定相的聚集状态可分为液-固色谱法及液-液色谱法两类；按分离原理可分为吸附色谱法、分配色谱法（包括化学键合相色谱法）、离子交换色谱法、分子排阻色谱法等四个基本类型。在药品检验工作中，最常用的是化学键合相色谱法。

化学键合相，简称键合相，是利用化学反应将固定液的官能团键合到载体表面，从而形成性能稳定、不易流失的固定相。化学键合相色谱法的固定相（键合相）和流动相均为液体，若固定相的极性比流动相的极性大，则称为正相键合相；若固定相的极性比流动相的极性小，则称为反相键合相色谱法。反相键合相色谱法流动相的调整范围宽，必要时，还可以通过改变键合官能团的类型来改善分离的选择性。所以，应用范围最为广泛。反相键合相色谱法常用十八烷基键合相，也叫 ODS 柱，适用于分离非极性、弱极性及中等极性的化合物，约占高效液相色谱法应用的80%。

三、分离条件的选择

用高效液相色谱法检测某个试样时，要根据待测组分的结构和性质选择合适的检测条件，包括选择合适的色谱柱（柱的规格及固定相的种类）、确定流动相的组成、流速和洗脱方式等。

（一）固定相的选择

一般说来，分离非极性和弱极性的化合物，应选择非极性键合相，最常用的是十八烷基键合相。分离中等极性和极性较强的化合物可选择极性较强的醚基、氨基或氰基键合相。分离芳香化合物可选择苯基键合相。

此外，分析型柱的内径为 2~5mm，制备型柱的内径为 6~20mm。

（二）流动相的选择

流动相应满足以下要求：

1. 不与固定相和试样各组分发生反应。

2. 对试样的溶解度适宜，与固定相互不相溶。

3. 纯度高，黏度小，易回收。

4. 与检测器相匹配。例如，用紫外检测器时，选用的流动相应无紫外吸收；用荧光检测器时，选用的流动相不能产生荧光。

反相键合相色谱法的流动相常采用在烷烃中加适量极性调节剂，或使用三元或四元溶剂系统。一般以极性最大的水为主体，加入一定量与水互溶的甲醇、乙腈或四氢呋喃等极性调节剂。其中，甲醇 – 水能够满足多数试样的分离要求，黏度小且价格低等优点，因而是反相键合相色谱法中最常用的流动相。

（三）洗脱方式的选择

1. 恒组成溶剂洗脱　即用恒定配比的溶剂系统洗脱。对于化学组成简单的试样，这是最常用的色谱洗脱方式。优点是操作简便、柱易再生；缺点是不宜用于分离成分复杂的样品。

2. 梯度洗脱　又称梯度淋洗或程序洗脱，即在一个分析周期内，按一定程序，不断改变流动相的配比的溶剂系统洗脱，故又称程序洗脱。梯度洗脱可使复杂试样中各组分都能在各自适宜的条件下得到有效分离。优点是速度快、柱效高、峰形好，适于分离成分复杂的试样；缺点是基线的稳定性欠佳。

四、高效液相色谱的定性定量方法

（一）定性方法

高效液相色谱定性的任务是确定试样的组成，即确定色谱峰代表什么组分。定性的主要依据是：色谱条件相同，同种组分的保留值(峰位)相同；色谱条件不同，同种组分的保留值(峰位)一般不相同。高效液相色谱定性方法与气相色谱相同，即利用保留值定性、加入纯物质增加峰高定性。

定性时一般需要标准品或标准色谱图，离开已经确定结构的纯物质或标准色谱图的对照，就无法识别色谱峰代表何种组分。对某未知试样，单独用高效液相色谱法定性十分困难，必须与其他分析方法相结合，如元素的定量测定、紫外光谱、红外光谱、核磁共振波谱和质谱等，用多种分析方法获得的结果能够相互印证之后，才能得出正确的结论。

视域拓展

　　高效液相色谱的在线定性主要采用"两谱"联用技术，即色谱仪与其他分析仪器联合使用，充分发挥前者的分离优势和后者的鉴别优势。对金属有机物进行检测的分析仪器，如高效液相色谱仪与发射光谱仪或吸收光谱仪联用；对复杂有机进行检测的分析仪器，如高效液相色谱仪与红外光谱、核磁共振波谱或质谱联用等。目前，色谱与质谱联用的技术最为成熟。

（二）定量方法

　　高效液相色谱定量的任务是确定待测组分在试样中的相对含量。定量的依据是：在一定的色谱条件下，待测组分 i 的质量 m_i 或其在流动相中的浓度与检测器的响应信号（峰面积 A_i 或峰高 h_i）成正比，即：

$$A_i = f_i m_i \qquad\qquad 式（9-1）$$
$$A_i = f_i c_i \qquad\qquad 式（9-2）$$

　　式中的 f_i 是校正因子。式（9-1）中称重量校正因子，式（9-2）中称浓度校正因子。

　　由式（9-1）和式（9-2）可知，高效液相色谱法定量的方法与气相色谱法相同，即外标法、内标法、内标对比法和归一化法等。由于高效液相色谱仪的检测器是选择性检测器（除蒸发光散射检测器外），它们对不同结构化合物的响应值差别很大，因此，一般不用归一化法。

第二节　高效液相色谱仪

　　高效液相色谱仪是完成高效液相色谱分离分析的仪器装置。它通常由高压输液泵、六通进样阀、色谱柱、检测器和色谱工作站（也称微机处理器）等部件组成，其基本结构如图9-1所示。储液瓶用于盛放流动相，过滤器常用0.45μm的滤膜。

一、高压输液泵

　　输液泵是高效液相色谱仪的关键部件之一。其功能是将流动相变成高压液体，并以恒定的流量输送到色谱柱中，以便试样在色谱柱中完成分离过程。输液泵的优劣，直接影响整个仪器的性能和分析结果的可靠性，因此，要求输液泵耐高压、耐腐蚀、无脉动、流量可调且恒定、适于梯度洗脱等。目前广泛使用的是柱塞式往复泵，也称机械往复泵，泵压可达 30MPa 以上，其结构如图 9 – 2 所示。

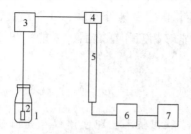

图9 – 1 高效液相色谱仪基本结构示意图
1. 储液瓶 2. 过滤器 3. 高压输液泵 4. 六通进样阀
5. 色谱柱 6. 检测器 7. 色谱工作站

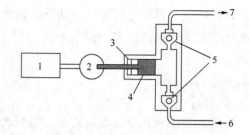

图9 – 2 柱塞往复泵示意图
1. 电动机 2. 偏心轮 3. 密封垫 4. 宝石柱塞
5. 球型单向阀 6. 常压流动相 7. 高压流动相

　　柱塞式往复泵具有很多优点，如流量不受柱阻等因素影响，易于调节控制，便于清洗和更换流动相，适于梯度洗脱。由于两个球型单向阀交替开启、闭合，故输出的高压流动相脉动较大，常用两个泵头并加脉冲阻尼器以降低脉冲。现代仪器常配有压力监测装置，压力超过设定值时可自动停泵，避免损坏仪器。

二、六通进样阀

　　六通进样阀是能够把试样溶液引入色谱柱的装置，安装在紧靠色谱柱的进口处，其结构如图 9 – 3 所示，其中，管口 1 ~ 6 将进样阀的圆六等分，带有阴影的管路能够随手柄转动 60°。

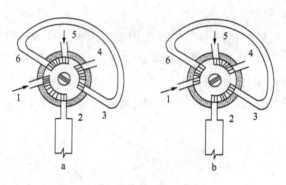

图9 – 3 六通进样阀示意图
a：载样位置（试样溶液注入定量管）
b：进样位置（试样溶液进入色谱柱）
1. 高压流动相入口 2. 高压流动相出口、进入色谱柱
3、6. 定量管端口 4. 废液出口 5. 试样溶液注入口

　　当六通进样阀处于载样位置时，如图 9 – 3a 所示，管口 1、2 导通，管口 5、6、3、4 导通，用微量注射器将试样溶液从管口 5 注入定量管。将进样阀手柄转动 60°，六通进样阀处于进样位置时，如图 9 – 3b 所示，管口 1、6、3、2 导通，定量管中的试样溶液被高压流动相带出进样阀而流入色谱柱。使用六通进样阀，有很多优点，如进样量准确、重复性好、可带压进样等，还可以根据需要更换不同容积的定量管，从而改变进样量。

三、色谱柱

色谱柱是高效液相色谱仪的最重要部件，由柱管和固定相组成，柱管通常为内壁抛光的不锈钢管，形状几乎全为直形。长为 10～30cm，能承受高压，对流动相和试样呈化学惰性。色谱柱分为分析型和制备型两种。分析型色谱柱的内径为 2～5mm，制备型色谱柱的内径为 6～20mm。目前使用的新型毛细管高效液相色谱柱，内径只有 0.2～0.5mm，用石英作材质制成。

色谱柱的填充常采用匀浆法高压（80～100MPa）装柱。即先将填料用等密度的有机溶剂（如二氧六环和四氯化碳的混合液等）调成匀浆，装入与色谱柱相连的匀浆罐中，然后，用高压泵将顶替液打进匀浆罐，将匀浆压入柱管中。

色谱柱填充（或新购买）之后，应检查柱效，以评价色谱柱的质量。例如，ODS 柱，可用尿嘧啶、硝基苯、萘和芴（或甲醇配制的苯、萘、菲试样），以甲醇 – 水（85:15，V/V）或乙腈 – 水（60:40，V/V）为流动相测定其柱效。在相同条件下，填料粒径越小，其柱效越高，即理论塔板数越大。一般要求分离度 R 应大于 1.5。

四、检测器

检测器也是高效液相色谱仪的重要部件。检测器能够反映色谱过程中组分浓度随时间的变化，应具备灵敏度高、噪音低、线性范围宽、重复性好、适用检测化合物的种类广等特点。目前，应用最广泛的是紫外检测器（UVD），其次是荧光检测器（FLD）、示差折光检测器（RID）、电化学检测器、蒸发光散射检测器（ELSD）和光电二极管阵列检测器等。

1. 紫外检测器 紫外检测器的测定原理是基于被测组分对特定波长紫外光的选择性吸收，其吸收度与组分的浓度的关系服从光的吸收定律。紫外检测器的灵敏度、精密度及线性范围都较好，也不易受温度和流速的影响，可用于梯度洗脱。但它只能检测有紫外吸收的组分，对于流动相的选择有一定的限制，检测波长必须大于流动相的波长极限。常用纯溶剂的波长极限见表 9 – 1。

表 9 – 1　常用纯溶剂的波长极限

溶　剂	波长极限(nm)	溶　剂	波长极限(nm)	溶　剂	波长极限(nm)
水	190	对 – 二氧六环	220	四氯化碳	260
甲醇	200	四氢呋喃	225	苯	280
正丁醇	210	甘油	230	甲苯	285
异丙醇	210	氯仿	245	吡啶	305
乙醇	215	乙酸乙酯	260	丙酮	330

2. 荧光检测器 其原理是基于某些物质吸收一定波长的紫外光后能发射出一种比吸收波长更长的光波，即荧光。在一定条件下，荧光强度与荧光物质的浓度呈线性关系，通过测定荧光强度实现对试样进行定量检测。

荧光检测器的优点是选择性好，灵敏度高，检测限可达 10^{-10} g/ml；其缺点是并非所有的物质都能产生荧光，因而，其应用范围较窄。

3. 示差折光检测器 该检测器是一种通用检测器，它是利用试样池和参比池之间折光率的差别来对组分进行检测，测得折光率差值与试样组分浓度成正比。原则上讲，每种物质的折射率不同，就可以用示差折光检测器来检测。其主要缺点是折光率受温度影响较大，且检测灵敏度较低，也不能用于梯度洗脱。

4. 电化学检测器 该检测器是一种选择性检测器，它是利用组分在氧化还原过程中产生的电流或电压变化来对试样进行检测。因而只适于测定具有氧化还原活性的物质，测定的灵敏度较高，检测限可达 $10^{-9}g/ml$。

5. 蒸发光散射检测器 该检测器对试样的非挥发性组分进行检测时，经过三个简单步骤。一是雾化，色谱柱洗脱液通过雾化器针管，在针的末端与氮气混合形成均匀的雾状液滴。二是流动相蒸发，雾状液滴通过加热的漂移管，其中的流动相被蒸发，而被测组分的分子会形成雾状颗粒悬浮在溶剂的蒸气之中。三是检测，试样颗粒通过流动池时受激光光束照射，其散射光被硅晶体光电二极管检测并产生电信号。

蒸发光散射检测器不同于紫外和荧光检测器，其响应不依赖于试样的光学特性，响应值与被测组分的质量成正比，因而能用于测定试样的纯度或者检测未知物。任何挥发性低于流动相的试样均能被检测，不受其官能团的影响。该检测器已被广泛应用于检测药物、碳水化合物、类脂、脂肪酸、氨基酸和聚合物等。

6. 光电二极管阵列检测器 又称光电二极管矩阵检测器，目前已大量用在高效液相色谱仪上。当复合光通过样品池时，被待测组分选择性吸收后进入单色器，照射在二极管阵列装置上，使每个纳米波长的光强度转变为相应的电信号强度。其缺点是只能检测有紫外吸收的物质。

五、色谱工作站

色谱工作站是高效液相色谱仪的辅助软件，用以收集、储存、处理色谱检测器产生的电信号，并以谱图、数据、计算结果或打印报告的形式表示检测结果。我国、日本和美国均已开发生产了成熟的色谱工作站，使用前应详细阅读使用手册。

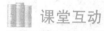 课堂互动

高效液相色谱仪由哪几个部件组成？每个部件的主要作用是什么？

第三节 高效液相色谱仪的操作技术

一、高效液相色谱仪的操作规程

1. 检查仪器各部件 包括检查输送泵、进样阀、检测器、色谱工作站和计算机，包括打印机、不间断电源等辅助设备的电源线、数据线和输液管道是否连接正常。

2. 准备所需的流动相 如果仪器没有配备在线脱气机，所选的流动相需要用

0.45μm 滤膜过滤, 超声脱气 10 ~ 20 分钟。

3. 接通电源 依次开启不间断电源、在线脱气机、柱温箱、输液泵、自动进样器、检测器等部件的电源开关, 等待输液泵和检测器自检。

4. 设定实验参数 包括设置流动相的组成和流速、洗脱方式、分析程序、平衡系统等。

5. 测定 正确进样, 采集数据, 打印报告。

6. 关机 测定完毕, 退出色谱工作站, 关闭检测器电源, 用适当的溶剂(常用甲醇)冲洗柱子 20 ~ 30 分钟, 确保冲洗干净后, 以"开机"相反的顺序关闭仪器各部分电源, 填写使用记录。

▦ 课堂互动

使用高效液相色谱仪时, 请您谈谈开机和关机的顺序是什么?

二、高效液相色谱仪的操作方法

(一) Agilent1100 型高效液相色谱仪

1. 开机

(1) 安装色谱柱并准备流动相。

(2) 依次打开仪器的色谱工作站、在线脱气机、柱温箱、输液泵、自动进样器、检测器等部件电源开关, 约 15 分钟后, 仪器进入待机状态, 此时仪器各部件指示灯应无色或黄色。

(3) 打开【Chem Stations】, 进入【Instrument 1 online】状态, 约 30 秒后, 计算机进入工作站的操作页面。

该页面最上方为命令栏, 依次为【File】、【Run Control】、【Instrument】等。

命令栏下方为快捷操作图标, 如多个试样连续进行分析、单个试样进样分析、调用文件、保存文件等。

中部为工作站各部件的工作流程示意图, 依次为进样输液泵→柱温箱→检测器→数据处理→报告。

下部为动态监测信号。

左边为试样信息栏。

右边为色谱工作参数, 如进样体积、流速、分析停止时间、流动相比例、柱温、检测波长等。

2. 设定色谱条件

(1) 设定色谱工作参数 在操作页面的右下部, 将鼠标移至要设定的参数, 单击左键, 如进样体积、流速、分析停止时间、流动相比例、柱温、检测波长等, 显示该参数的设置页面, 键入设定值后, 单击【OK】, 完成设定。

（2）调用已设置好的文件　在命令栏【Method】下，选择【Load Method】，或直接单击快捷操作的【Load Method】图标，选定文件名，单击【OK】，工作站即调用所选用文件中设定的参数。如欲进行修改，可在色谱工作参数中做修改；也可以在命令栏【Method】下，选择【Edit Entire Method】，工作站即按顺序出现一系列参数设置页面，在每个页面中键入设定值，单击【OK】，即完成。

（3）编辑新文件　在命令栏【Method】下，选择【New Method】，然后在命令栏【Method】下，选择【Edit Entire Method】，在每个参数设置页面下输入设定值，完成后，在命令栏【Method】下，选择【Save Method】，给新文件命名，单击【OK】，即完成。

3. 仪器的运行　色谱参数设置完成后，单击工作站流程图右下角的【ON】，仪器开始运行。此时，画面颜色由灰色转变成黄色或绿色，当各部件都达到所设参数时，画面均变为绿色，左上角红色的【Not Ready】变为绿色的【Ready】，表明可以进行分析。此时如果要终止仪器的运行，可单击流程图右下角的【OFF】，再单击【Yes】，关闭输液泵、柱温箱和检测器氘灯。

4. 试样测定

（1）单个试样测定　在命令栏【Run Control】下，选择【Sample Info...】或单击快捷操作的"一个小瓶"图标，然后单击试样信息栏内的小瓶，选择【Sample Info...】，即打开了试样信息页面，可输入操作者（Operator Name）、数据存储通道（Subdirectory）、进样瓶号（Vial）、试样名（Sample Name）等信息，单击【OK】，即完成。

（2）多个试样连续测定　单击快捷操作的"三个小瓶"图标，然后单击试样信息栏内的试样盘，选择【Sequence Table】，可输入进样瓶号、试样名、进样次数、进样体积等信息，单击【OK】，即完成。

（3）分析　单击试样信息栏上方绿色的【Start】，自动进样器即按已经设置的程序进行分析。仪器将运行至色谱参数设置中所设定的分析停止时间结束分析。如欲终止分析，可单击试样信息栏上方红色的【Stop】。

5. 数据处理

（1）在命令栏【View】下，选择【Data Analysis】，则进入数据处理页面。该页面最上方为命令栏，依次为【File】、【Graphics】、【Integration】等。命令栏下为快捷操作图标，如积分、校正、色谱图、单一色谱图调用、多色谱图调用、调用方法、保存方法等。

（2）调用色谱图在命令栏【File】下，选择【Load Signal】或单击快捷操作的【单一色谱图调用】图标，选择色谱图文件名，单击【OK】，画面中即出现所调用的色谱图。

（3）积分：先调用所要分析的色谱图，在命令栏【Integration】下，选择【Integrate】或单击快捷操作的【积分】图标，此时仪器按内置的积分参数给出积分结果。如欲对其中某些参数进行修改，可在命令栏【Integration】下，选择【Integrate Events】或单击快捷操作的【编辑/设定积分表】图标，此时，在屏幕下方左侧出现积分参数表，右侧为积分结果，在积分参数表中按实际要求输入修改的参数，如斜率、峰宽、最小峰面积、最低峰宽等。在命令栏【Integration】下，选择【Integrate】或单击快捷操作的【对现有色谱图积分】图标，仪器即按照新设定的积分参数重新积分，完成后，单击积分参数表中【取消积分参数表】的快捷图标，保存所做的参数修改，单击【OK】，即可退出。

（4）校正：如果需要制备标准曲线，可按此进行操作。先调用第一个色谱图，在命令栏【Calibration】下，选择【New Calibration Table】或单击快捷操作画面左边的"校正"（为天平画面）图标，再单击快捷操作画面右侧的"新校正表"（Calibration 下第一个天平画面）图标。在此时出现的页面上，选择【Automatic Setup Level】，并设校正级数为"1"，单击【OK】，在画面的下方左侧出现校正表，右侧为校正图。然后选择快捷操作的"校正表选项"（右下角带叉的天平画面）图标，可根据实际要求设计校正表的各栏参数，单击【OK】，即完成。在画面左下侧的校正表中选择所要的色谱峰，并输入校正级数和试样浓度，如果采用内标法，需对内标峰进行标记。调用第二个色谱图，在命令栏【Calibration】下，选择【Add Level】，设为"2"，单击【OK】，在画面左下侧的校正表中输入校正级数和试样浓度。调用第三个色谱图，重复上述操作，逐级增加校正级数，至校正数据调用完毕。如需对校正表中的某些数据进行重新修正，可用新的图谱，在命令栏【Calibration】下，选择【Recalibration】，并在校正表中输入校正级数，试样浓度。此时，校正表右侧自动绘制各组分的标准曲线，并进行线性回归。单击校正表中的【Print】，可进行打印。

6. **分析报告的打印**　在命令栏【Report】下，选择【Specify Report】或单击最右侧快捷操作的"定义报告及打印格式"（右下角带叉的报告画面）图标，根据实际要求选择报告的格式和输出形式等，单击【OK】，即完成。例如，可在【Destination】项下选择【Screen】；在【Quantitative Result】项下，对【Calculate】选【Percent】，对【Based On】选【Area】，对【Sorted By】选【Signal】；在【Style】项下，对【Report Style】选【Short】，再依次选择【Sample info on each page】、【Add chromatogram output】。然后，选择快捷操作的【报告预览】图标，可预览报告的全貌，单击【Print】，即可进行报告的打印。最后，单击【Close】退出此操作页面。

7. **关机**

（1）检测结束后，按规定程序彻底冲洗色谱柱及所用的仪器流路 20～30 分钟。

（2）在命令栏【View】下，选择【Method and Run Control】，回到主控制页面，在命令栏【File】下，选择【Exit】，单击【Yes】，关闭【Instrument 1 online】，再单击【Yes】，关闭输液泵，柱温箱及检测器等。

（3）在化学工作站页面上，在【File】下选【Close】，退出【Chem Stations】。

（4）关闭计算机和仪器各部件电源，做好使用登记。

（二）岛津 LC－10AD 型高效液相色谱仪

1. **开机**　将仪器的 LC－10AD 泵、SPD－10A 检测器（190～600nm）和 C－R6A 数据处理机电源插头插入插座，依次打开泵、检测器、数据处理机的电源开关。

2. 设定 LC – 10AD 泵参数

（1）打开排液阀，按【Purge】，冲洗吸入过滤器和输液泵，也可用注射器在排液阀的管道处抽吸清洗。此时显示屏界面为：

Flow/Press	Pressure	P. max	P. min
0.000	0	0	0

显示屏项目下的数字闪烁时，输入相应是设定值，如"Flow/Press"项下"0.000"闪动时，输入流动相的流量，逐次按【Func】跳到 Pressure 项，输入输液泵压力，跳到 P. max、P. min 项时，分别输入最高和最低保护压力，按【Enter】确定。恢复初始状态按【CE】。

（2）关闭排液阀，按【Pump】启动输液泵，对色谱柱进行平衡，待【Pressure】项下压力显示稳定后，可开始分析测试操作。

3. 设定 SPD – 10A 检测器参数　显示屏界面为：

λ（nm）	Abs(AU)	Range(AUFS)	Lamp
254	0.000	1.0000	D

在波长项目下的"254"闪烁时，输入检测波长，按【Enter】确定。

4. 设定 C – R6A 数据处理机参数

（1）C – R6A 数据处理机的每个键有三种功能，直接按键为此键上方功能，按【Shift】后再按此键为此键下方功能，按住【Ctrl】再按任一键即为键下方或侧面所示的功能。

（2）按【Date】输入年/月/日；按【Time】输入时/分/秒，输入完毕按【Enter】确定。

（3）系统平衡后，按【Print】，【Ctrl】+【Level】，打印的数字应在 – 1000 ~ + 5000 范围内，如超过次范围，可按检测器的【▲】或【▼】使达到范围内。

（4）按【S. Test】，50 秒后打印出"Slop"，作为峰检测的灵敏度。

（5）按【Attend】，输入色谱图衰减参数，按【Enter】确定。

（6）按【Speed】，输入色谱图纸速，按【Enter】确定。

（7）以上输入的参数与数据处理机内其他参数的设定，即可满足一般液相色谱分析的要求。

5. 分析测定的操作

（1）按检测器【Zero】，置零，转动进样阀手柄置"Load"位置，将试液注入进样阀。

（2）转动进样阀手柄置"Inject"位置，即进样。

（3）按数据处理机【Start】，开始采集色谱数据。

（4）出峰完毕，如果没有设定自动停止，按【Stop】，结束采集色谱数据。

6. 关机

（1）全部测定完毕后，用适当溶剂（一般先用流动相、再用甲醇）冲洗输液泵、进样器、色谱柱和检测器。

（2）关闭各部件电源开关，拔下各插头，填写使用记录。

知识链接

在测定试样之前，需要对高效液相色谱仪进行系统适用性试验，即用规定的方法对仪器进行试验和调整，检查仪器系统是否符合药品标准的规定。《中国药典》(2010 年版)规定的色谱系统适用性试验包括：理论塔板数、分离度、拖尾因子、重复性等。高效液相色谱仪的色谱系统适用性试验与气相色谱法的相同。

第四节　高效液相色谱法在药品检验中的应用

高效液相色谱法越来越多地应用于药品的真伪鉴定、杂质限量检查和有效成分含量测定工作，《中国药典》2010 年版一部中采用高效液相色谱法进行含量测定的品种约有 500 种，二部中采用高效液相色谱法测定的品种约有 900 种。许多复方制剂、杂质或辅料干扰因素多的药品，中药和中成药等，均采用高效液相色谱法对其有效成分进行分离及含量测定。

例如，《中国药典》(2010 年版)收载了复方丹参片中丹参酮 II_A，其含量测定用外标一点法。

色谱条件与系统适用性试验：以十八烷基硅烷键合硅胶为填充剂，以甲醇－水 ($V:V = 73:27$) 为流动相，检测波长为 270nm。

对照品溶液的制备：取丹参酮 II_A 对照品适量，精密称定，用甲醇制成浓度为 40μg/ml 的溶液备用。

供试品溶液的制备：取本品 20 片，精密称定，研细，取约 1g，精密称定，精密加入甲醇 25ml，精密称重，超声处理 15 分钟，用甲醇补足减失的重量，过滤，备用。

测定方法：分别精密吸取对照品溶液及供试品溶液各 20μl，进样、测定。

测定结果：已知 $c_{对} = 40μg/ml$，$A_{对} = 2150$，$A_{供} = 1440$，供试品的平均片重为 0.3012g，取样量为 1.0018g。

利用浓度为 37μg/ml 的标准溶液进行对比，求供试品溶液中丹参酮 II_A 的浓度。

$$c_{供} = c_{对} \times \frac{A_{供}}{A_{对}} = 40 \times \frac{1440}{2150} = 26.8(μg/ml)$$

求供试品中丹参酮 II_A 的含量。

$$丹参酮 II_A(毫克/片) = c_{供} \times V_{供} \times \frac{平均片重}{取样量}$$

$$= 26.8 \times 25.0 \times 10^{-3} \times \frac{0.3012}{1.0018}$$

$$= 0.201(毫克/片)$$

同 步 训 练

一、单项选择题

1. 高效液相色谱法与气相色谱法相比较，二者相同的是(　　)
   A. 基本术语　　　　　B. 检测器　　　　　C. 流动相　　　　　D. 色谱柱

2. 不属于高效液相色谱仪检测器的是(　　)
   A. 紫外检测器　　　B. 热导池检测器　　C. 荧光检测仪器　　D. 电化学检测器

3. 下列高效液相色谱法的定量方法，错误的是(　　)
   A. 内标法　　　　　B. 外标法　　　　　C. 内加法　　　　　D. 电位法

4. 在高效液相色谱仪中，对试样各组分起分离作用的部件是(　　)
   A. 检测器　　　　　B. 记录器　　　　　C. 色谱柱　　　　　D. 进样器

5. 高效液相色谱法的流动相过滤时，一般使用何种孔径的过滤膜?
   A. 0.40μm　　　　B. 0.45μm　　　　C. 0.6μm　　　　D. 0.55μm

6. 在高效液相色谱中，色谱柱的长度一般为(　　)
   A. 10~30cm　　　B. 20~50m　　　　C. 1~2m　　　　D. 2~5m

二、填空题

1. 根据分离原理不同，高效液相色谱法可分为_____、_____、_____和_____等基本类型。

2. 在反相色谱法中，流动相的极性_____固定相的极性，故测定时试样中极性_____的组分先流出色谱柱。

3. 正相化学键合色谱法和反相化学键合色谱法的分离机制分别属于_____色谱法和_____色谱法。

4. 高效液相色谱仪由_____、_____、_____、_____和_____等部件组成。

5. 高效液相色谱法可用于药品的_____、_____和_____测定工作中。

三、简答题

1. 什么是化学键合相?
2. 什么叫正相键合色谱? 什么叫反相键合色谱?
3. 高效液相色谱仪的一般操作规程是什么?

第十章　其他现代分析仪器检验技术

知识要点

1. 基本概念：质谱法；分子离子；核磁共振波谱法；化学位移；自旋偶合；自旋裂分；电泳法。
2. 基本知识：质谱仪、核磁共振波谱仪和毛细管电泳仪的基本结构。
3. 基本技能：质谱仪、核磁共振波谱仪和毛细管电泳仪的操作规程。
4. 技能应用：药品的鉴别、杂质检查和含量测定。

第一节　质谱法

质谱法(MS)是利用离子化技术，将物质分子转化为带正电荷的离子，按其质荷比(m/z，离子质量与电荷之比)的差异分离测定，从而根据质谱峰的位置、强度等信息进行定性、定量和结构分析的方法。上述离子在电场和磁场的作用下，按照其质荷比的大小依次排列而成的图谱称为质谱，所用的仪器称为质谱仪。质谱中的每个峰代表一种质荷比的离子，峰的位置表示表示该离子的质量，质量最大的峰代表待测物质的分子离子(分子失去一个电子之后形成的离子)，其余的峰代表分子的碎片离子(分子被击碎失去一个电子之后的形成离子)，碎片离子可能是带电荷的原子、同位素离子、重排离子、多电荷离子、亚稳离子、离子与分子相互作用产生的离子等，峰的强度代表该种离子的相对多少(也称相对丰度)。因此，可以用质谱来确定物质的分子量、推测待测物质的结构、测定分子中卤素原子个数等。

质谱法具有以下特点：

1. 试样用量少：一般分析试样仅需 $1\mu g$ 甚至更少，检出限可达 $10^{-14}g$。
2. 分析速度快：一般几秒钟就可以完成一个复杂试样的分析。
3. 分析范围广：可对气体、液体、固体进行分析。
4. 灵敏度高、精密度好。

质谱法发展很快，主要表现在两个方面：一是普遍和计算机相连，由计算机控制操作和处理数据，使分析速度和精度大大提高；二是与其他仪器联用，如气相色谱 – 质谱

（GC – MS）联用仪，液相色谱 – 质谱（LC – MS）联用仪等，既充分发挥了前者能够高效分离的优势，又充分发挥了后者能够合理推断分子结构的优势，同时还能发挥各自的定量功能，从而使分析检测能力大大提高，应用范围越来越广。质谱法按其研究对象可分为同位素质谱、无机质谱和有机质谱。本教材仅简单介绍有机质谱。

知识链接

> 为了形象地说明质谱的形成，设想用气枪向着一个玻璃瓶射击，结果玻璃瓶被铅弹击碎。假若把这些碎片小心地收集起来，按照这些碎片之间的相互联系就可以拼构成原来的瓶子。在此设想中，玻璃瓶代表分子，铅弹代表轰击电子，而玻璃碎片大小的有序排列就如同分子裂解得到的各碎片离子按质量与电荷之比（简称为质荷比）的有序排列。研究质谱图所提供的信息已成为确定化合物分子结构的重要手段。1913 年，英国物理学家 J. J. 汤姆逊和 F. W. 阿斯顿利用磁偏转仪（质谱仪的前身）证实氖有两种同位素 ^{20}Ne 和 ^{22}Ne，1919 年，阿斯顿制成了世界上第一台质谱仪，用来测定同位素的相对丰度，发现了许多同位素。

一、质谱仪及其工作原理

（一）仪器结构

质谱仪主要有单聚焦和双聚焦两大类型。一般由进样系统、离子源、质量分析器、检测器、记录系统及计算机系统构成。例如，单聚焦质谱仪的结构见图 10 – 1。进样系统把被测物送入离子源；离子源把试样物质分子电离成离子；质量分离器把这些离子按质荷比大小顺序分离开来；检测系统按顺序检测离子流强度；记录系统将信号记录并打印；这些均由操作者指令计算机来完成，其过程为可简单描述为：

轰击试样→ 带电荷的碎片离子→ 电场加速获得动能→ 磁场分离→ 检测器记录

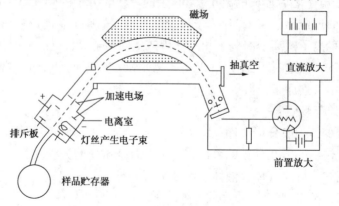

图 10 – 1　质谱仪结构示意图

1. 进样系统

（1）直接进样系统　适用于单组分、有一定挥发性的固体或高沸点液体试样。进样时将试样置于坩埚中，放进可加热的套圈内，通过真空隔热阀将直接进样杆插入到真空离子源附近，快速加热升温使试样挥发并进入离子源使离子化。加热的温度一般可达300℃~400℃，此方法测定的物质，其相对分子量可达 2000 左右，且所需的试样量很少，一般为几微克。

（2）色谱法进样　这是质谱分析中最常用的进样方法，适用于多组分分析。其原理是将多组分试样先经色谱法分离成单一组分，分离后的组分依次通过色谱仪与质谱仪之间的"接口"进入到质谱仪中被检测。"接口"的作用主要是除去色谱仪中流出的大量流动相，并将被测组分导入高真空的质谱仪中。例如，目前比较成熟的应用技术是气相色谱-质谱联用和高效液相色谱-质谱联用等。

2. 离子源　其作用是提供能量使试样分子电离，并进一步得到各种离子。在质谱仪中，要求离子源产生的离子强度大、稳定性好、质量歧视效应小。质谱仪的离子源种类很多，其原理各不相同，下面简单介绍几种常见的离子源。

（1）电子轰击离子源（EI）　是目前应用最广泛、技术最成熟的一种离子源，主要用于挥发性试样的分析。其工作原理为：气化后的试样分子进入离子源中，受到炽热灯丝发射的电子束的轰击，生成包括正离子在内的各种碎片，其中正离子在推斥电极的作用下离开离子源进入加速区被加速和聚集成离子束。而阴离子、中性碎片则被离子源的真空泵直接抽走，不进入加速器。

电子轰击离子源的电子能量常为70eV。

（2）化学电离离子源（CI）　先在离子源中送入反应气体（如 CH_4），反应气体在电子轰击下电离成离子，反应气体离子和试样分子碰撞发生离子-分子反应，最后产生试样离子。

（3）快原子轰击离子源（FAB）　不需要对试样加热，易得到稳定的分子离子峰，适合热不稳定、难气化的有机化合物的分析，可检测分子量较大的有机化合物如多肽、核苷酸、有机金属配合物等。其工作原理为：将试样溶解在黏稠的基质中，再将其涂布在金属靶上，直接插入离子源中，用经加速获得较大动能的惰性气体离子对准靶心轰击，轰击后快原子的大量动能以各种方式消散，其中一些能量导致试样蒸发和电离，最后进入质量分析器被检测。

（4）电喷雾电离（ESI）　是近年来发展起来的一种使用强静电场的软电离技术。其工作原理为：使试样溶液发生静电喷雾并在干燥气流中（接近大气压）形成带电雾滴。随着溶剂不断蒸发，液滴不断变小，表面电荷密度不断增大从而形成强静电场使试样分子电离，并从雾滴表面"发射出来"。

3. 质量分析器　指质谱仪中将离子源中产生的离子按质荷比（m/z）大小分离的装置，相当于光谱仪中的单色器。目前商品质谱仪使用的质量分析器种类较多，以下几种应用比较广泛。

（1）单聚焦质量分析器　主要根据离子在磁场中的运动行为，将不同的离子分开。

图 10 - 1 即单聚焦质量分析器质谱仪。

（2）四极杆质量分析器　由四根平行的金属杆组成，被加速的离子束穿过对准四根极杆之间空间的准直小孔，通过在四极上加上直流电压和射频电压，在极间形成一个射频场，离子进入此射频场后，会受到电场力作用，只有合适 m/z 的离子才会通过稳定的振荡进入检测器。

（3）飞行时间质量分析器　不用磁场也不用电场，其核心部件是一个离子漂移管。离子源中产生的离子流被引入离子漂移管，离子在加速电压的作用下得到动能，对于具有不同 m/z 的离子，得到动能不同，因此到达终点的时间不同，根据这一原理，将其分开。增加离子漂移管的长度，可以提高分辨率。

4. 检测器（MSD）　由收集器和放大器组成，离子流到达收集器后能够产生与离子流的丰度成正比的信号，利用现代的电子技术，能灵敏、精确地测量这种离子流并得到信号，然后将此信号放大并记录下来，就可以得到质谱图。

（二）质谱图与常用术语

1. 质谱图　常见的质谱图如图 10 - 2 所示，称为棒图。这是以摄谱方式获得的质谱图，以质荷比 m/z 为横坐标，纵坐标为离子的相对丰度（又称为相对强度）。其中最强离子的强度定为 100%，称为基峰。以此最强峰的高度去除其他各峰的高度，所得分数百分比即为各离子的相对丰度。一定的化合物，各离子强度是一定的，因此，质谱具有化合物的结构特征。

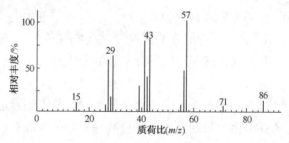

图 10 - 2　正己烷的质谱图

2. 离子类型

（1）分子离子　有机化合物分子在电子轰击下失去一个电子所形成的离子称为分子离子，相应质谱峰称为分子离子峰。分子离子峰一般出现在质谱图的最右侧。分子离子是化合物失去一个电子形成的，因此，分子离子的质量就是化合物的分子量。所以，分子离子在化合物质谱解析中具有特殊的意义。

（2）碎片离子　分子离子发生化学键的断裂和重排所产生的各种离子均称为碎片离子，其相对丰度随其稳定性的增强而增大。

（3）同位素离子　大多数元素都是由具有一定自然丰度的同位素组成。这些元素形成化合物后，其同位素就以一定的丰度出现在化合物中。因此在质谱图中会出现比主峰高 1 个以上质量数的小峰。我们把含有同位素的离子称为同位素离子，相应的质谱峰称为同位素离子峰。

二、Agilent5975 质谱仪操作规程

（一）开机

1. 打开 Agilent5975 质谱仪主机和 SIS Probe direct 控制器电源，再打开电脑桌面上的 Instrument#1、Probe direct 软件及数据分析软件 Intrument#1 Data Analysis，进行通讯连接。

2. 连接成功后，在化学工作站上调入相应方法文件。在界面上有 3 个监视框，分别显示离子源温度、四极杆温度和涡轮分子泵的转速比例。在开机 6~8 分钟后，若涡轮分子泵转速达不到正常速度的 80%，工作站会停止加热离子源、四极杆。出现这种情况应检查真空系统是否出现漏气情况。

3. 开机 2 小时后，做调谐报告。具体为：在主界面上点击【View】菜单栏下面的【Tune and Vacuum Control】，再选新界面【Tune】菜单下的【Standard Spectra Tune (Stune. U)】，调谐报告出来，查看报告里的一些重要参数是否正常。

4. 选【File】菜单下的【Save Tune Parameters】保存调谐参数。

5. 点击【View】菜单下的【Instrument Control】返回化学工作站界面。

（二）测试

1. 开 Adwardz pump 电源开关；打开 N_2 冷却气阀门（减压表读数在 0.3MPa 左右）。

2. 试样瓶中放入 10~20ng 的试样，将试样瓶插入探针内。

3. 探针放到进样架中，推到 STOP 1 位置。

4. 逆时针打开探针泵的出口阀。停留 10~15 秒，将探针推到 STOP 2 位置。

5. 慢慢打开隔离阀，将探针推到 STOP 3 位置。

6. 顺时针关掉探针泵的出口阀。

7. 将探针推入 MSD 的离子源。不要太用劲以免损坏离子源。

8. 探针控制器面板的 START 键运行试样分析。

9. 分析完成后，将探针拉到 STOP 3 位冷却，等到温度下降到 100℃ 以下时，再将探针拉到 STOP 2 位置，关上隔离阀。然后将探针拉到 STOP 1 位置。

10. 确认隔离阀已经关闭后，才可将探针完全拔出。

11. 用丙酮等挥发性溶剂清洗装样工具，然后准备下一个试样。

（三）关机

测试完毕，选【View】菜单下的【Tune and Vacuum Control】，在【Vacuum】菜单下选【Vent】放空，跳出一个界面框，显示当前仪器状况是否满足关机要求。当满足关机条件后，界面会转向关机提示框。关闭质谱仪电源、相关软件，关闭 SIS Probedirect 控制器、Awards pump 电源，关闭 N_2 阀门。填写仪器使用记录。

三、质谱检验技术的应用

质谱图可以给出有机化合物结构的若干信息，质谱图的解析一般从高质量数的峰开始。先确定分子离子峰，以便确定分子量，用同位素丰度法或精密质量法确定分子式，最后根据主要碎片离子推测分子结构式。当然，结构式的最终确证要采用 UV、IR、NMR、MS 综合分析。随着标准质谱图的不断丰富，特别是质谱信息库的建立，这种应用将会更加方便、快速。目前已经广泛应用于"合成药物、抗生素及其有关物质鉴定"、"中药和天然药物分析"、"药物代谢动力学及代谢物研究"等方面。现就质谱法在分子量、分子式的测定和结构推测方面做简要介绍。

（一）解析步骤

用质谱图确定分子量，关键是识别和解析分子离子峰。一般说来质谱图分子离子峰常出现在质谱图的最右边。一般认为分子离子峰的质荷比即为分子量。

当知道有机化合物的分子量后，可根据质谱图所提供的信息，来确定其分子式。确定分子式有两种方法，即同位素丰度法和由高分辨率质谱仪提供的精密质量法。

（二）解析示例

例 10 - 1　图 10 - 3 为某酮的质谱图，右侧小峰与其左侧质荷比为 72 的峰的相对丰度比值为 0.0448。试推测该化合物的分子量、分子式和结构式。

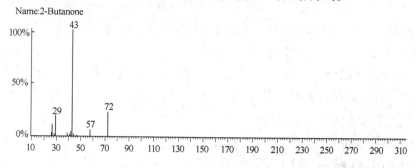

图 10 - 3　某酮的质谱图

解：

1. 推测分子量　质荷比为 72 峰为分子离子峰，故推测该化合物的分子量为 72。

2. 推测分子式　根据分子式推测同位素丰度法可知分子中有 4 个 C。根据分子量为72，分子中只能有 1 个 O，即该酮为一元酮。H 原子个数为：$72 - 12 \times 4 - 16 = 8$，所以该酮的分子式为 C_4H_8O。

3. 推测结构式　含 4 个 C 原子的酮只有丁酮，结构式为 $CH_3—CH_2—CO—CH_3$。通过进一步验证：酮的分子离子较稳定，有可能出现较稳定的分子离子峰；另外，如下式所示，丁酮分子离子裂解，可以产生质荷比分别为 57、43 和 29 的 $CH_3—CH_2—C = O^+$、$CH_3—C = O^+$ 和 $CH_3—CH_2^+$，这与丁酮的质谱图相吻合。所以，分子量为 72，分子式为C_4H_8O，结构式是 $CH_3—CH_2—CO—CH_3$ 的推论为正确的。

丁酮受到电子束轰击后变成分子离子，进一步裂解为碎片离子的情况如下：

$$CH_3-CH_2-\overset{\overset{O^+}{||}}{C} + \cdot CH_3 \quad m/z 为 57$$

$$CH_3-\overset{\overset{O^+}{||}}{C} + \cdot CH_2CH_3 \quad m/z 为 43$$

$$CH_3-C\equiv O\cdot + CH_3CH_2^+ \quad m/z 为 29$$

第二节　核磁共振波谱法

原子核在外磁场作用下，用波长 $10 \sim 100m$ 的无线电频率区域的电磁波照射分子，可引起分子中核的能级跃迁，即为核磁共振。以核磁共振信号强度为纵坐标，以照射波频率或外磁场强度为横坐标作图，所得图谱称为核磁共振波谱。用核磁共振波谱进行结构测定、定性及定量分析的方法称为核磁共振波谱法（NMR）。

核磁共振波谱主要有氢核磁共振波谱简称氢谱（^1H-NMR）和碳核磁共振波谱简称碳谱（$^{13}C-NMR$）。氢谱是目前应用最广泛的核磁共振谱，它可给出三个方面的结构信息，即化合物中氢核的种类、每类氢的数目和相邻碳原子上的氢的数目。碳谱可给出丰富的碳骨架信息，可以与氢谱相互补充。

核磁共振波谱主要有如下用途：

1. 推断有机化合物的化学结构及立体结构，研究互变异构现象，研究氢键、分子内旋转等。

2. 测定某些药物含量及纯度检查，测定反应速度常数，跟踪化学反应进程等。

3. 活性测定及药理研究。由于核磁共振法具有深入物体内部而不破坏试样的特点，因而在活体动物、活体组织及生化药品研究中广泛应用，如研究酶活性、生物膜的分子结构、药物与受体间的作用机制等。

4. 用于诊断人体疾病，鉴别癌组织与正常组织等。

知识链接

1945 年 12 月，美国哈佛大学珀塞尔等人，报道了他们在石蜡试样中观察到质子的核磁共振吸收信号。1946 年 1 月美国斯坦福大学的布洛赫等人，也报道了他们在水（试样）中观察到质子的核感应信号。两个研究小组用了稍微不同的方法，几乎同时在凝聚的物质中发现了核磁共振现象。因此，珀塞尔和布洛赫共同荣获了 1952 年的诺贝尔物理学奖。经过 60 多年的研究，取得了丰硕的成果，核磁共振波谱检测的核从 ^1H 到几乎所有的磁性核，广泛地应用于化学化工、医药研究和生命科学等领域。

一、基本原理

（一）原子核的自旋及其在磁场中的自旋取向数

原子核为带电粒子，由于核电荷围绕轴自旋，则产生磁偶极矩，简称磁矩。原子核根据其自旋特征的不同分为三类：

第一类：原子核的质量数和核电荷数（原子序数）均为偶数。这样的核不自旋，在磁场中磁矩为零，不产生核磁共振信号，如 $^{12}_{6}C$、$^{16}_{8}O$ 等。

第二类：原子核的质量数为偶数，电荷数为奇数。这样的核有自旋，有磁矩，较为复杂，目前研究较少，如 $^{14}_{7}N$、$^{2}_{1}H$ 等。

第三类：原子核的质量数为奇数，核电荷数为奇数或偶数。这样的核有自旋、有磁矩，称为磁性核。在磁场中能产生核磁共振信号，且波谱较为简单，是主要研究对象，如 $^{1}_{1}H$、$^{31}_{15}P$、$^{13}_{6}C$ 等。

（二）核磁共振的产生

1. 自旋取向与能级　第三类原子核，自旋产生核磁矩，核磁矩的方向（符合右手法则）与自旋轴重合。在无外磁场时，核自旋是无序的。当有外磁场作用时，核自旋具有不同的取向。例如 $^{1}_{1}H$（或 $^{13}_{6}C$），即有 2 个取向。也就是两个能级。其中一个取向的自旋轴与外磁场方向一致，为稳定的低能级；另一个取向的自旋轴与外磁场方向相反，为不稳定的高能级。

2. 共振吸收　当电磁辐射波的能量等于核的两个能级差时，原子核就会吸收电磁波的能量（ $E = h\nu_0$ ），从低能级跃迁至高能级，即发生能级的跃迁（能级间的能量差为 ΔE ），这就是共振吸收。其频率称为共振频率。

$$\nu = \nu_0 = \frac{\gamma}{2\pi}B_0 \qquad\qquad 式（10-1）$$

式中，γ 为磁旋比（核磁矩与自旋角动量之比），是原子核的特性常数；氢核的 $\gamma = 2.67 \times 10^8 T^{-1}s^{-1}$；$B_0$ 为外磁场强度；ν 为共振频率。

产生核磁共振吸收的条件：① 核具有自旋，即为磁性核。② 必须将磁性核放入强磁场中才能使核的能级差显示出来。③ 电磁辐射的照射频率为 $\nu = \frac{\gamma}{2\pi}B_0$。

以 ^1H 为例，在磁场强度 $B_0 = 2.35T$ 时，发生核磁共振的照射频率为：

$$\nu = \frac{\gamma}{2\pi}B_0 = \frac{2.67 \times 10^8 T^{-1}s^{-1} \times 2.35T}{2 \times 3.14} = 100 \times 10^6 s^{-1} = 100\ MHz$$

从式（10-1）可知，有机物所含有的氢原子（^1H 核），在 B_0 一定的磁场中，若分子中所有 ^1H 所处的化学环境相同，即 γ 相等，则共振频率 ν 一致，在核磁共振谱图上将只出现一个吸收峰。换句话说，处于不同化合物的质子或同一化合物不同位置的质子，其共振吸收频率会稍有不同，或者说产生了化学位移，通过测量或比较质子的化学位移，可以了解分子结构。

二、波谱图与分子结构

（一）屏蔽效应

在有机化合物中，质子以共价键与其他各种原子相连，各个质子在分子中所处的化学环境不尽相同（原子核附近化学键和电子云的分布状况称为该原子核的化学环境）。实验证明，氢核核外电子及与其相邻的其他原子核外电子在外磁场的作用下，能产生一个与外磁场相对抗的第二磁场，称为感生磁场。对氢核来讲，等于增加了一种免受外磁场影响的防御措施，使核实际所受的磁场强度减弱，电子云对核的这种作用称为电子的屏蔽效应。此时，核的共振频率为 $\nu = \dfrac{\gamma}{2\pi} B_0 (1 - \sigma)$（$\sigma$ 为屏蔽常数，与原子核所处的化学环境有关）。

若固定射频频率，由于电子的屏蔽效应，则必须增加磁场强度才能达到共振吸收，称为"扫场"；若固定外磁场强度，则必须降低射频频率才能达到共振吸收，称为"扫频"。这样，通过扫场或扫频，使处在不同化学环境中的质子依次产生共振信号。

（二）化学位移

核外电子的屏蔽效应大小与外磁场强度成正比。因受核外电子屏蔽效应的影响，而使吸收峰在核磁共振图谱中的横坐标（磁场强度或射波频率）发生位移，即吸收峰的位置发生移动。核因所处化学环境不同，屏蔽效应的大小不同，在共振波谱中横坐标的位移值就不同。把核因受化学环境影响，其实际共振频率与完全没有核外电子影响时共振频率的差值，称为化学位移。因绝对值难以测得。所以，用相对值来表示化学位移，符号为 δ，单位为 ppm。即以四甲基硅烷（TMS）为标准，规定 TMS 的化学位移为零（TMS 中的氢核受的屏蔽作用很强，共振峰出现在高场，即图谱的最右端）。δ 值按下式计算：

B_0 固定时：

$$\delta = \frac{\nu_{样品} - \nu_{标准}}{\nu_{标准}} \times 10^6 (\text{ppm}) = \frac{\Delta\nu}{\nu_{标准}} \times 10^6 (\text{ppm}) \qquad \text{式}(10-2)$$

ν_0 固定时：

$$\delta = \frac{B_{标准} - B_{样品}}{B_{标准}} \times 10^6 (\text{ppm}) \qquad \text{式}(10-3)$$

（三）化学位移与氢核的类型

氢核的化学位移是由其化学环境决定的。具有相同化学环境的一类氢核具有相同的化学位移，称为化学等价核。所以，在核磁共振氢谱中的吸收峰个（组）数代表了氢化学等价核的种类数。例如，甲氧基乙酸（CH_3OCH_2COOH）有三组化学等价氢核，即甲基氢、亚甲基氢和羟基氢，所以，核磁共振波谱中出现三个吸收峰，如图 10-4 所示。根据氢谱中各峰的化学位移可初步判断化合物中含有哪些含氢的基团。一些常见基团的化学位移值见表 10 – 1。

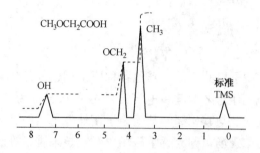

图 10 – 4　CH₃OCH₂COOH 的¹H – NMR 谱图

表 10 – 1　一些常见基团的化学位移值

氢的种类	δ(ppm)	氢的种类	δ(ppm)
烷烃氢	0 ~ 1.8	R—O—CH	3.3 ~ 4.0
伯碳氢—CH₃	~ 0.9	Ar—CH	2.1 ~ 2.9
仲碳氢 ＞CH₂	~ 1.3	$\underset{R—C—CH}{O}$	2.2 ~ 2.7
叔碳氢 —CH	~ 1.5	$\underset{R—C—OCH}{O}$	3.6 ~ 4.1
烯烃双键碳氢 ＝CH	4.5 ~ 7.5	$\underset{RO—C—CH}{O}$	2 ~ 2.2
炔烃叁键碳氢 ≡CH	1.8 ~ 3.0	$\underset{—C—H}{O}$	9.0 ~ 10.0
芳香环碳氢	6.0 ~ 9.5	$\underset{—C—OH}{O}$	10.0 ~ 12.0
脂环碳氢	1.5 ~ 5.0		

（四）峰面积与氢个数

氢谱中，每个峰面积的大小与产生该峰的氢核数目成正比。核磁共振波谱仪均附有积分仪，扫频或扫场时，在绘制波谱的同时会给出峰面积的积分值，如图 10 – 5 所示。各积分线的垂直高度与其对应峰面积成正比。这样便可根据峰面积（或积分高度）确定与之对应的氢核数目，即氢分布。图 10 – 5 是某物质（分子式为 C_8H_{10}）的核磁共振谱，图中有三个（组）吸收峰，从左至右分别是单峰、四重峰、三重峰，对应的积分高度分别为2.0cm、0.8cm、1.2cm。图10-5中有三个(组)吸收峰,表明该物质有三类化学等价氢核,积分高度表明各类氢的比例关系,即每个积分高度单位代表氢的个数为:10/(1.2+0.8+2.0)=2.5。所以,各类氢的数目分别为2.0×2.5=5、0.8×2.5=2、1.2×2.5=3。图10-5中的三个(组)化学等价氢核分别是苯基氢、乙基氢和甲基氢,可以判断该物质是乙苯。

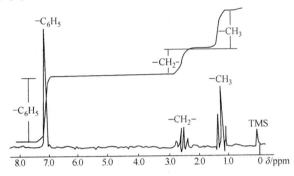

图10-5　乙苯的^{1}H-NMR谱

(五)自旋偶合和偶合常数

上面讨论了屏蔽效应导致氢核共振吸收峰的位移。其实分子中磁核之间亦有相互作用。其结果是使共振峰发生分裂而形成多重峰,如图10-5中的甲基峰被分裂成三重峰,亚甲基峰被分裂成四重峰。

这种磁核的相互作用称为自旋-自旋偶合,简称自旋偶合。自旋核的核磁矩可以通过成键电子影响邻近磁核是引起自旋-自旋偶合的根本原因。磁性核在磁场中有不同的取向,产生不同的局部磁场,从而加强或减弱外磁场的作用,使其周围的磁核感受到两种或数种不同强度的磁场的作用,故在两个或数个不同的位置上产生共振吸收峰。因自旋偶合使一个共振峰分裂为几个小峰的现象叫自旋裂分。裂分后,相邻小峰间的距离(峰裂距)称为偶合常数,符号为J,单位为Hz。J越大,自旋偶合作用越强。彼此相互偶合的质子,其偶合常数J值相等。一般以相互作用的两组氢核的共振频率之差$\Delta\nu$与J的比值的大小来区分偶合强弱,$\Delta\nu/J>10$为一级偶合(弱),$\Delta\nu/J<10$为高级偶合(强)。自旋偶合是通过化学键上成键电子传递的,偶合常数的大小主要由偶合核间距离及电子云密度有关。而与外磁场强度无关。

三、核磁共振波谱仪

核磁共振波谱仪是用于测定、记录待测物质核磁共振谱的仪器装置。这类仪器的种类较多,按扫描方式分为连续波(CW)方式和脉冲傅氏变换(PFT)方式两种;按磁场来源分为永久磁铁、电磁铁和超导磁铁三种;按照射频率(或磁感强度)分为60MHz(1.4092T)、90MHz(2.1138T)、100MHz(2.3487T)……超导NMR仪可达600MHz。照射频率越高,分辨率和灵敏度越高,图谱越简单。一般核磁共振波谱仪结构如图10-6所示,其主要部件有磁铁、射频发生器、信号接收器、扫描发生器、试样管、记录系统等。

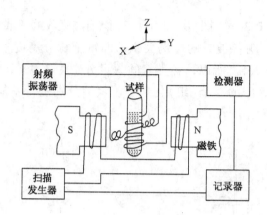

图 10 - 6　核磁共振波谱仪结构示意图

1. 磁铁　磁铁的作用是产生很强、很稳定、很均匀的磁场。工作时，电磁铁要发热，须用水冷却。根据共振吸收，可以固定磁场强度，连续改变电磁辐射频率，称为扫频法；也可以固定频率，连续改变磁场强度，称为扫场法。一般通过调节绕在电磁铁上的扫描线圈的电流控制场强的改变。

2. 射频发生器　其主要作用是产生 0.6 ~ 300m 的无线电波，通过照射线圈作用于试样。

3. 扫描发生器　是绕在电磁铁上的线圈，通直流电后用来调节磁场强度。

4. 信号接收器　是一环绕试样管的线圈。其作用是接收核磁共振时产生的感应电流。照射线圈、接收线圈和磁场方向三者相互垂直，互不干扰。

5. 试样管　盛放被测用品，插入磁场中，匀速旋转，以保障用品所受磁场强度均匀。

6. 记录系统　包括放大器、积分仪及记录器。检出的信号经放大后，输入记录器，并自动描绘波谱图。纵坐标表示信号强度，横坐标表示磁场强度或照射频率。记录的信号由一系列峰组成，峰面积正比于该类质子的数目。积分曲线自低磁场向高磁场描绘，以阶梯的形式重叠在峰上面，而每一阶梯的高度与引起该信号的质子数目成正比。

四、Varian Mercury plus 400M 核磁共振谱仪操作规程

（一）开机

1. 打开空压系统，观察压力表示数是否正常。

2. 输入用户名和密码，进入 VNMR 操作界面。

3. 在采集状态窗口中检查核磁共振谱仪与计算机的联机状态，键入 su，建立核磁共振谱仪与计算机的联系。

4. 键入命令 pwd，查看当前目录，将当前目录更改为在/export/home/用户名/vn-mrsys/data 下，也可在 data 目录下建立以自己姓名全拼命名的文件夹。

（二）测试

1. 进样　键入命令 e，打开进样通道，小心放入试样；键入命令 i，关闭进样通道。

2. 选择实验区　键入命令 jexpn，建议测量氢谱在 exp1，测量碳谱在 exp2。

3. 锁场　点击【acqi，lock off，spin off】，将 lockpower 和 lockgain 置于最大值，调节 Z0 使曲线呈向上台阶状，lock on。通过调节 lockpower、lockgain 和 lockphase，使 locklevel 在 40～60 左右。

4. 自动匀场　键入命令 gmapsys，点击【autoshim on z】。如果自动匀场不成功，或者自动匀场后掉锁，重做锁场和匀场。

5. 旋转试样　点击【acqi】，选择【spin on】，转速设为 20，等待至旋转稳定。建议测碳谱不旋转。

6. 选择实验参数　点击【setup】，选择测试核和溶剂种类，调出标准实验。更改实验参数。

7. 采样　键入命令 ga。采样结束后，点击【spin off，lock off】。

8. 保存数据　键入命令 svf，输入文件名。

9. 打印谱图　键入打印命令，即可打印核磁共振谱图。

更换试样时，键入命令 e，取出试样，放入下一个试样，键入 i，重复第 1～9 步操作。

（三）关机

1. 实验结束，键入命令 e，取出试样，键入 exit，退出 VNMR 操作界面，点击【OK】退出。

2. 关闭空压系统，放去冷凝水，关闭电源，填写仪器使用记录。

五、核磁共振谱的解析

从一张氢核的磁共振谱图上可以得到三方面的结构信息：①化合物中相同质子的种类；②每类质子的数目；③相邻碳原子上氢的数目。

（一）氢谱解析的一般程序

若有机化合物的分子式为已知，则解析其 NMR 谱的一般步骤如下：

1. 初步推测化合物的可能结构式（包括异构体）。

2. 观察可以区分的共振峰及其化学位移。

3. 通过偶合常数的比较，找出相互自旋－自旋偶合裂分的吸收峰。

4. 从积分曲线高度计算出相应共振峰的质子数目。

5. 确定可能的结构式。

6. 与已知化合物的波谱比较，进一步确认。

视域拓展

　　核磁共振波谱法虽然是结构分析的有力工具，但不能仅仅靠一张核磁共振波谱图来鉴定有机化合物的结构。在实际工作中，必须把 NMR 谱获得的信息，配合红外吸收光谱得到的关于官能团的信息，加上从质谱上得到的分子量、分子式和碎片结构等信息进行综合分析，才能完成一个未知有机化合物的结构鉴定。

（二）氢谱解析示例

　　例 10 – 2　分子式为 $C_7H_5OCl_3$ 的某化合物 ^1H – NMR 谱如图 10 – 7 所示。试确定该化合物可能的结构式（核磁共振波谱仪的照射频率为 60MHz）。

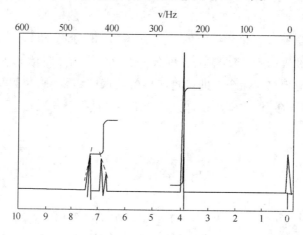

图 10 – 7　分子式为 $C_7H_5OCl_3$ 未知物的 ^1H – NMR 图谱

解：

　　1. 该化合物的不饱和度为 $\Omega = 1 + 7 + (0 - 5 - 3)/2 = 4$，可能含苯环。

　　2. 从共振峰的个（组）数看，该化合物含三种氢核。

　　3. 从积分值看，该化合物三种氢核的比值为 1∶1∶3，根据分子式，确定这三种氢核的个数分别为 1、1、3 个。

　　4. 从峰的分裂数和 J 值看，左边两组峰均为二重峰，偶合常数相同，均为 8.7（Hz），两组峰所对应氢核处于偶合状态。根据 J 值大小，无论两个氢原子是在苯环上，还是在其他结构部分，均会处于邻偶状态。右边的峰为单峰，说明它所对应的三个氢核连在同一碳原子上，即分子中有一甲基，且甲基所连原子上没有连接 H 原子。

　　5. 从化学位移看，两个双重峰的化学位移值 δ 分别为 6.7ppm、7.3ppm，介于芳香氢核的化学位移范围（6.0 ~ 9.5ppm），说明该化合物有可能含苯环，而且苯环上有两个处于邻位的氢原子。因甲基峰的化学位移为 3.9ppm，故该甲基不是连在苯环或别的位置上而是连在氧原子上（连在苯环上的甲基的化学位移为 2.1 ~ 2.9ppm），因此，该化合物一定具有苯甲醚的基本结构。苯环上的两个相邻的氢原子只可能在 5,6 位或 4,5 位,所以该化合物为 2,3,6 - 三氯苯甲醚或 2,3,4 - 三氯苯甲醚。

经与标准图谱对照,确定该化合物为 2,3,4 - 三氯苯甲醚。

第三节 电泳检测技术

一、基本原理

电泳法(EP)是指带电荷的供试品(蛋白质、核苷酸等)在惰性支持介质(如纸、醋酸纤维素、琼脂糖凝胶、聚丙烯酰胺凝胶等)中,在电场的作用下,向其对应的电极方向按各自的速度进行泳动,使组分分离成狭窄的区带,以适宜的检测方法记录其电泳区带图谱并计算其含量的方法。

在电场中,推动带电粒子运动的作用力 F 等于带电粒子所带净电荷 q 与电场强度 E 的乘积,即 $F = qE$。同时,运动中的带电粒子又受到与其速度成正比的黏滞阻力 F' 作用,对于一个球形带电粒子,服从 Stoke 定律,即 $F' = 6\pi r\eta v$。

由此可得球形带电粒子在电场中电泳迁移速度的表达式:

$$v = \frac{qE}{6\pi\eta r} \qquad\qquad 式(10-4)$$

式中,v 为带电粒子在电场中的迁移速度;q 为带电粒子所带净电荷;E 为电场强度;η 为介质黏度;r 为球形带电粒子半径。

在一定 pH 条件下,每一种组分都具有特定的电荷(种类和数量)、大小和形状,因此,不同组分在相同电场中泳动的速度不同,各自集中到特定的位置上而形成紧密的泳动带,然后用适当的检测器进行检测。这就是带电粒子可以用电泳法进行分离、分析和鉴定的基本原理。

经典电泳法是在一个平板上进行分离检测的电泳技术,试样用量比较大,但由高电压引起的焦耳热难以克服,应用受到限制。

20 世纪 90 年代发展起来的毛细管电泳(CE)又叫高效毛细管电泳(HPCE),可以理解为在一个小管道里面进行分离检测的电泳技术,它是以弹性石英毛细管为分离通道,以高压直流电场为驱动力,根据试样中不同带点组分迁移速率的差异而实现分离,用适当的检测器实现检测。毛细管散热效率很高,电泳时试样用量非常小,可以用高电压改善电泳分离效果,故近年来发展很快,高效毛细管电泳检测技术实际是电泳法和液相色谱法综合应用的分离、分析方法。

二、毛细管电泳仪

(一)仪器装置

毛细管电泳仪的基本装置见图 10 - 8,包括高压电源、电极槽、毛细管及其控温系统、进样系统、检测器和数据处理系统等。

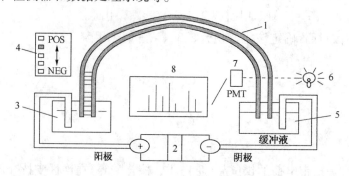

图10-8 毛细管电泳装置

1. 毛细管 2. 高压电源 3. 阳极缓冲溶液槽及样品入口 4. 试样离子溶液
5. 阴极缓冲溶液槽 6. 光源 7. 光电倍增管 8. 电泳图

1. **毛细管柱** 常用的弹性熔融石英毛细管柱内径为$50\mu m$和$75\mu m$，总长度为20~100cm，有效长度控制在30~70cm。毛细管一端导入试样溶液，另一端通过检测器后插入电解液槽。

为了克服毛细管壁的吸附作用，通常采用物理涂渍、化学键合或交联等方法在毛细管壁形成涂层，用以改变毛细管壁的状态。

2. **高压电源** 毛细管电泳仪一般采用0~30kV连续可调的直流高压电源，稳定在$\pm 0.1\%$，可提供约$300\mu A$电流。仪器必须接地，注意高压的安全保护。

3. **毛细管恒温装置** 柱温变化会改变溶液黏度，影响电泳效果。因此，柱温的变化必须控制在± 0.1℃以内。毛细管恒温装置主要有高速气流恒温和液体恒温。

4. **电极和电极槽** 电极选用直径为0.5~1mm，化学惰性和导电性能好的铂丝电极。电极槽通常是带螺帽的玻璃瓶或塑料瓶，两个电极槽里放入操作缓冲液，分别插入毛细管的进口端与出口端以及铂电极；铂电极连接至直流高压电源，正负极可切换。

5. **进样系统** 毛细管柱内体积很小，应采用无死体积的进样方法。让毛细管直接与试样溶液接触，然后由重力、电场力或其他动力驱动试样流入管中。通过控制压力或电压及时间来控制进样量。进样方法有压力(加压)进样、负压(减压)进样、虹吸进样、电动(电迁移)进样等。

6. **检测器** 毛细管电泳仪的检测器包括紫外-可见分光光度检测器、激光诱导荧光检测器、电化学检测器、质谱检测器等，前两种检测器最为常用。紫外-可见分光光度检测器包括固定波长、连续可变波长及二极管阵列检测器。将毛细管接近出口端的外层聚合物剥去约2mm一段，使石英管壁裸露，毛细管两侧各放置一个石英聚光球，使光源聚焦在毛细管上，通过毛细管到达光电池。球镜聚焦可使检测灵敏度提高10倍。

(二) 毛细管电泳仪操作规程

1. 按照仪器操作手册开机，预热，输入各项参数，如毛细管温度、操作电压、检测波长、冲洗程序等。操作缓冲液需过滤和脱气。冲洗液、缓冲液等放置于样品瓶中，依次放入进样器。

2. 未涂层新毛细管要用较浓碱液在较高温度（如 1mol/L NaOH 溶液，60℃）冲洗，使毛细管内壁生成硅羟基，再依次用 0.1mol/L NaOH 溶液、水、操作缓冲液各冲洗数分钟，两次进样中间可仅用缓冲液冲洗，若发现分离性能改变，则要用浓氢氧化钠溶液升温冲洗。

3. 操作缓冲液的种类、pH 值和浓度，以及添加剂的选定对测定结果的影响也很大，应按照各品种项下的规定配制；根据初试的结果调整、优化。

4. 将待测溶液瓶置于进样器中，设定操作参数，如进样压力（电动进样电压）、进样时间、正极端或负极端进样、操作电压或电流、检测器参数等，开始测试；根据初试的电泳谱图调整仪器参数和操作缓冲液以获得优化结果，而后用优化条件正式测试。

5. 测试完毕后用水冲洗毛细管，注意将毛细管两端浸入水中保存，如果长期不用应将毛细管用氮气吹干，最后关机。

6. 由于进样方法的限制，目前毛细管电泳的精密度比用定量阀进样的高效液相色谱法要差，故定量测定以采用内标法为宜。用加压或减压法进样时，待测溶液黏度会影响进样体积，应注意保持试样溶液或对照品溶液黏度一致。

三、应用实例

目前，高效毛细管电泳主要用于阴阳离子分析、体内药物分析、手性化合物分析、氨基酸分析、核酸分析及 DNA 测序等方面。《中国药典》（2010 年版）规定，用该法检查抑肽酶及其注射液、盐酸头孢吡肟及其注射液中的有关物质。

例如，检查盐酸头孢吡肟及其注射液中的 N - 甲基吡咯烷（第一法），就是采用毛细管电泳法进行的。电泳条件与系统适用性试验为：用内径 75μm，有效长度 56cm 的未涂层弹性石英毛细管做电泳条件与系统适用性试验。以 pH 为 4.7 的咪唑 - 醋酸缓冲液（取 0.01mol/L 咪唑溶液，用 1mol/L 醋酸溶液调节 pH 至 4.7）为操作缓冲液；柱温为 25℃；检测波长为 214nm；操作电压为 30kV；进样方法为压力进样（50mbar，5 秒），新毛细管应依次用 1mol/L NaOH 溶液、1mol/L HCl 溶液、乙腈和水分别冲洗处理 5 分钟。两次进样中间应依次用 0.1mol/L NaOH 溶液和操作缓冲溶液分别冲洗毛细管 3 分钟。取 N - 甲基吡咯烷对照品溶液进样，迁移顺序依次为乙胺、N - 甲基吡咯烷，乙胺峰和 N - 甲基吡咯烷峰的分离度应大于 2.0，计算数次进样结果，其相对标准偏差不得过 5.0%。

检测时，精密称取本品约 200mg，置 10ml 量瓶中，加内标溶液（取盐酸乙胺适量，用水稀释成每 1ml 中约含 0.1mg 的溶液）溶解并稀释至刻度，摇匀，立即进样，记录电泳图；另精密称取 N - 甲基吡咯烷约 25mg，置 50ml 量瓶中，用内标溶液稀释至刻度，摇匀，作为对照品贮备溶液，从中精密量取 10ml，置 50ml 量瓶中，用内标溶液稀释至刻度，摇匀，作为对照品溶液，同法测定。按内标法以峰面积进行计算，不得过 0.3%。

同步训练

一、单项选择题

1. 质谱图一般不能用于（　　）
    A. 确定分子量　　　　　　　　B. 推测未知物的结构
    C. 鉴定化合物　　　　　　　　D. 确定待测组分的含量

2. 由质谱仪的记录仪可以得到（　　）
    A. 质荷比的谱图　　　　　　　B. 吸收曲线
    C. 工作曲线　　　　　　　　　D. 色谱曲线

3. 在质谱图上识别和解析分子离子峰，目的是（　　）
    A. 推测分子式　　　　　　　　B. 推测组分含量
    C. 确定分子量　　　　　　　　D. 确定离子的类型

4. 在100MHz仪器中，某质子的化学位移δ=1ppm，其共振频率与TMS相差（　　）
    A. 10MHz　　　　B. 50MHz　　　　C. 100MHz　　　　D. 200MHz

5. $CH_3CH_2OCH_2CH_2CH_3$在核磁共振氢谱上有几组峰（　　）
    A. 3　　　　　　B. 4　　　　　　C. 5　　　　　　D. 6

6. 氢核的磁共振谱图上不能反映的结构信息（　　）
    A. 化合物中相同质子的种类　　B. 每类质子的数目
    C. 相邻碳原子上氢的数目　　　D. 各种离子的相对丰度

二、填空题

1. 质谱图的横坐标代表＿＿＿＿＿，纵坐标代表＿＿＿＿＿。

2. 质谱分析时常见的离子有＿＿＿＿＿、＿＿＿＿＿、＿＿＿＿＿等类型。

3. 核磁共振波谱是由处于＿＿＿＿＿中的自旋原子核吸收＿＿＿＿＿区的电磁波而发生核能级跃迁所引起的。

4. 核磁共振波谱中的信号数目代表了分子中具有相同化学环境的＿＿＿＿＿；每个共振峰的面积正比于产生该峰的＿＿＿＿＿。

5. 核磁共振波谱的横坐标代表＿＿＿＿＿，纵坐标代表＿＿＿＿＿；核磁共振波谱法的缩写为＿＿＿＿＿。

6. 毛细管电泳仪的基本结构包括＿＿＿＿＿、＿＿＿＿＿、＿＿＿＿＿、＿＿＿＿＿、＿＿＿＿＿和＿＿＿＿＿。

三、简答题

1. 质谱仪和核磁共振波谱仪的主要部件有哪些？

2. 质谱仪的离子源种类很多，常见的有哪几种？

3. 产生核磁共振的条件是什么？核磁共振波谱图可提供那些信息？

4. 试述电泳法分离试样各组分的基本原理。

实 训 指 导

实训基本知识

药品仪器检验技术实训是该课程的实践性教学环节，是培养药品仪器检验技能的重要手段。通过实训，熟悉药品的仪器检测手段，学会常用药品检测仪器的基本操作方法，理解和巩固基本理论知识，开阔视野，培养观察事物、发现问题、分析问题和解决问题的能力，养成实事求是、严肃认真、理论联系实际的科学态度和良好的工作作风，提高实际工作能力和创新意识。为确保实训教学顺利进行，达到预期的教学目的，必须遵守实训室规则，熟悉实训室的有关常识，了解实训课的一般流程，并能及时处理实训过程中出现的突发事件。

一、实训室规则

1. 进入实训室之前，应认真阅读实训指导，查阅有关资料，做好预习，明确实训目的、原理、方法、步骤及注意事项。

2. 进入实训室要保持安静，遵守学习纪律，维护实训室秩序，不能大声喧哗、随意走动、随地吐痰、乱扔杂物；检查所需仪器是否齐全、试剂是否完备，如发现缺少或破损，及时向带教老师报告，申请补领或调换。

3. 认真聆听老师讲解，注意观察老师的示范操作，严格按照操作规程和实训步骤进行，及时记录实训的现象和检测的数据。如有新的见解和建议，需与带教老师研究后方可实施。

4. 保持实训室环境和仪器、实训桌面、试剂和试药台架清洁整齐，仪器、试剂和试药放置要并然有序；废弃溶液可倒入水槽内，但强酸、强碱溶液必须先用水稀释后，再放水冲走；带有渣滓沉淀的废液、废纸及其他固体废物、强腐蚀性废弃物应分别倒入废物缸、垃圾斗、专用容器内，严禁倒入水槽内。

5. 洗涤和使用玻璃仪器时，应谨慎仔细，防止损坏；洗净的仪器要放在架上或干净的纱布上晾干，不能用抹布擦拭，更不能用抹布擦拭仪器内壁；使用贵重精密仪器时，更应小心谨慎，发现异常要立即报告带教老师，不得擅自处理。

6. 不得擅自挪动或拆卸实训设备，不得随意安装或卸载软件，不能动用与实训无关的仪器设备和药品；实训室内一切物品，未经带教老师许可，严禁携出室外；要严格按照规定量取用实训所用的试剂和试药，不得随意增减、遗弃和浪费。

7. 合理安排实验实训时间，中途不得擅自离开实训室；实训完毕，师生进行实训小结；将实训仪器、试剂、物品恢复原来位置，做好精密仪器的使用登记，经带教老师允许后方可离开实训室。

8. 值日生应对实训室进行全面整理和清扫；倾倒废液和垃圾，检查并关好水、电、煤气和门窗等。

二、实训安全常识

1. 熟悉煤气总阀门、水阀门及电闸所在处；熟悉消防和急救物品的放置地点和使用方法，不得乱放或挪作他用，以便于突发事件的处理和急救。

2. 实训前应检查仪器装置的线路、管路，如有漏电、漏液和漏气现象，应及时报告带教老师。

3. 注意实训室内排气通风，凡属有毒、恶臭或产生剧烈刺激性气味物质的操作，均须在通风柜内进行；实训中产生的有害物质应按规定处理，以免造成人体伤害或环境污染。

4. 实训室内禁止乱拉电线；使用电器时应注意手、衣服以及周围是否干燥，避免触电。

5. 实训室内禁止饮食、吸烟，切勿用实验器皿作食具；操作完毕，认真洗手，防止中毒。

6. 若有机溶剂(如乙醚、苯、乙醇等)着火时，应立即用消火器或湿布、细沙等扑灭，切勿用水；不慎将试剂、试药洒在实训台或地板上，应立即用湿抹布或拖布多次擦拭干净，必要时用水冲洗。

7. 加热试管内的液体时，不要把试管口对着自己或别人，也不要俯视正在加热的液体，以免被溅出的液体伤害。

8. 对于易燃易爆试剂要妥善保管，不得靠近火焰和高温物质，以免引起爆炸和火灾。

三、实训事故急救常识

在实训过程中，如果有人不慎发生受伤事故，应立即采取适当的急救措施。

1. 受玻璃割伤及其他机械损伤时，首先检查伤口内有无玻璃或金属等碎片，然后用硼酸溶液洗净，再涂擦碘酒或红汞药水，必要时用纱布包扎。若伤口较大或过深而大量出血，应迅速在伤口上部和下部扎紧血管止血，并立即送至医院诊治。

2. 烫伤时，一般用消毒酒精消毒后，涂上苦味酸软膏。如果伤处红痛或红肿，可擦医用橄榄油或用棉花沾酒精敷盖伤处；若皮肤起泡，不要弄破水泡，防止感染；若伤处皮肤呈棕色或黑色，应用干燥而无菌的消毒纱布轻轻包扎好，急送医院治疗。

3. 强碱(如氢氧化钠、氢氧化钾)、钠、钾等触及皮肤而引起灼伤时，要先除去固体颗粒，再用大量自来水冲洗，然后用5%硼酸溶液或2%乙酸溶液涂洗。

4. 强酸、溴等触及皮肤而致灼伤时，应立即用大量自来水冲洗，再以5%碳酸氢钠溶液或5%氢氧化钴溶液洗涤。

5. 若煤气中毒时，应到室外呼吸新鲜空气，必要时应立即到医院诊治。

6. 如水银不慎进入体内引起急性中毒，通常用碳粉或呕吐剂彻底洗胃，也可食入大量蛋白（如1升牛奶加三个鸡蛋清）或蓖麻油解毒，使之呕吐，并送入医院就诊。

7. 触电急救时，可关闭电源或用干木棒使导线与被害者分开，但急救者必须做好防止触电的安全措施。

四、试剂的使用规则

1. 共用试剂一般不得随意移动位置，若有移动，用毕应立即归放原处。

2. 取用固体试剂时，要用清洁、干燥的药匙；取用液体试剂要用滴管或吸管，量大时可以直接倾倒。避免试剂与皮肤接触。

3. 嗅气体的气味时，用手将逸出的气体扇向自己，切勿用鼻直接嗅之；不得品尝试剂的味道。

4. 试剂瓶瓶盖、滴管或吸管用完后立即放回原瓶，不可乱盖、乱插，严防"张冠李戴"。

5. 试剂应按规定用量取用，注意节约；已取出的试剂未用完时，不得再倒回原试剂瓶中，应倒入指定的容器中。

6. 使用试剂时要看清楚试剂的名称、等级和浓度，切勿弄错。还应该根据检测工作的具体情况不同而选用不同等级的试剂，既不能盲目追求高纯度，造成浪费，也不能随意降低试剂的等级而影响分析结果的准确性。化学试剂的等级及用途见附表1。

附表1　化学试剂的规格及用途

等级	名称	符号	标签标志	用途
一级品	优级纯	G. R	绿色	纯度最高，杂质含量最少的试剂，适用于最精确分析及研究工作
二级品	分析纯	A. R	红色	纯度较高，杂质含量较低，适用于精确的微量分析工作，在分析实验室广泛使用
三级品	化学纯	C. P 或 P	蓝色	质量略低于二级试剂，适用于一般的微量分析实验，包括要求不高的工业分析和快速分析
四级品	实验试剂 生物试剂	B. R 或 C. R L. R	棕色等 黄色等	纯度较低，但高于工业用的试剂，适用于一般定性检验 根据说明使用

五、实训记录与报告

（一）实训数据记录

1. 实训课前必须认真预习实训指导，弄清实训原理和操作方法，并在实训记录本上写出扼要的预习报告，内容包括实训基本原理、操作步骤(可用流程图等表示)和记录数据的表格等。

2. 实训过程中观察到的现象、结果和测试的数据应及时记录在实训记录本上，不能记录在单片纸上，防止丢失；不能靠记忆，切忌事后追记。当发现实训现象或结论与教材不一致时，要尊重客观，如实记录，留待分析原因，总结经验教训或重做验证。

3. 记录检测数据时，如称量物的重量、滴定管的读数、分光光度计的读数等，应根据仪器的精确度准确保留有效数字，还应详细记录所用仪器的型号和规格、化学试剂的等级和浓度以及实训条件等，以便在总结和分析时进行核对，并作为查找实训成败原因的参考依据。

4. 实训记录须用钢笔或圆珠笔书写，写错时可以准确地划去重新记录。不能用铅笔记录，也不能对检测数据进行擦抹及涂改。

5. 如果怀疑所记录的检测数据，或将实训记录遗漏、丢失，都必须重新进行实训，切忌拼凑实验数据、结果，一定要自觉养成一丝不苟、严谨求实的科学作风。

(二)实训报告

实训之后，应认真对实训的检测数据进行处理，及时写出实训报告，并上交老师批阅。实训报告一般包括以下内容。

1. 实训名称　指实训项目的名称，还应注明实训日期。

2. 目的要求　进行该项目实训应该达到的目标。

3. 实训原理　简明扼要地概括出实训的原理，涉及化学反应，最好用化学反应式表示。

4. 仪器与试剂　应列出所用的主要仪器和试剂，特殊的仪器要画出仪器装置简图，并有合适的图解，避免使用未被普遍接受的商品名或俗名作为试剂名称。

5. 实训方法和步骤　在预习的基础上，简要描述实验实训的方法和主要步骤，以便审阅人明白实训的过程和检测数据的来历。避免照抄实训指导书。

6. 实训数据处理与分析　将实训的数据、现象和分析结果等以文字、表格、图形等形式表示出来，并说明数据处理的方法。

7. 结论　是根据实际的实训现象和数据得出的实训结果，而不是照抄实训指导书所应观察到的实训结果。

8. 讨论　针对实训方法或操作技术的某些问题进行探讨，如对实训设计的认识、体会和建议，对异常实训结果的分析，对实训课的改进意见等。

9. 思考题　解答实训指导所列出的思考题。

实训一　电子天平称量练习

一、目的要求

1. 掌握电子天平直接法和减重法称量试样的方法。

2. 熟悉电子天平指定质量法称量试样的方法。

二、仪器与试剂

1. **仪器** EP214C 型电子天平、称量瓶、小烧杯。
2. **试剂** 氯化钠粉末。

三、操作步骤

(一) 调试天平

按照电子天平的操作规程检查、调节天平，并预热 20 分钟（由教师提前准备）。

(二) 称量练习

1. 按天平【ON/OFF】键开启天平，自检结束后，按【TAB】键清零，显示 0.0000g。

2. 用纸条垫衬或戴手套，取一个洁净干燥的称量瓶置于天平中央，关好天平门，读数稳定后，记录称量瓶的质量（直接称量法）。

3. 用纸条垫衬或戴手套，打开称量瓶盖，置于天平盘上，按［TAB］键清零，显示 0.0000g。用药匙缓缓向称量瓶中加氯化钠粉末 0.69～0.70g，盖好瓶盖，关好天平门，记录读数（指定质量称量法）。

4. 用减重称量法称量氯化钠粉末三份，每份的质量为 0.18～0.20g。

(1) 将称量瓶从天平盘上取出，打开称量瓶盖，在洁净的小烧杯上方倾斜瓶身，用称量瓶盖轻敲瓶口上沿，使氯化钠粉末慢慢落入容器中。当敲出的氯化钠粉末接近所需量（约为称量瓶中药品的三分之一）时，一边慢慢将瓶身竖直，一边继续用瓶盖轻敲瓶口上沿，使黏附在瓶口上的粉末落回称量瓶，然后盖好瓶盖，置于天平盘中央，关好天平门，记录读数。

(2) 计算所称取的第一份氯化钠粉末的质量，即上述步骤 3 的读数减去本步骤(1)的读数。

若本步骤(2)的计算结果小于所要求质量范围下限，则重复本步骤(1)、(2)，直至符合要求；若本步骤(2)的计算结果大于所要求质量范围上限，则应弃去，另取一个洁净的小烧杯重复本步骤(1)、(2)。

(3) 称取第二份氯化钠粉末时，另取一个洁净的小烧杯，重复本步骤(1)，按照本步骤(2)类似的方法，计算所称取的第二份氯化钠粉末的质量。

同理，可以称取第三份氯化钠粉末。

四、数据记录

1. 称量瓶的质量_____ g。
2. **称量瓶中氯化钠粉末的质量_____ g。**

3. 减重称量法数据

	1	2	3
称量瓶中氯化钠粉末的质量(g)			
敲样后氯化钠粉末的质量(g)			
每份氯化钠粉末的质量(g)			

五、注意事项

1. 戴手套取用称量瓶，或用左手拇指与食指拿住纸条套牢称量瓶，右手用另一小纸片衬垫称量瓶盖柄打开瓶盖。

2. 用药匙向称量瓶中加氯化钠粉末时，不要撒样在电子天平盘上。从称量瓶中敲出氯化钠粉末时，不要把氯化钠粉末撒在小烧杯外。

3. 关好天平门，显示屏读数稳定后做记录。

4. 称量完毕，整理天平，回收氯化钠粉末，填写使用记录。

六、思考题

1. 直接称量法中，天平零点是否要调至"0.0000g"处？

2. 减重称量法中，零点可以不参加计算，为什么？

实训二 氯化钠注射液 pH 的测定

一、目的要求

1. 学会正确使用酸度计。

2. 学会用两次测定法测定溶液的 pH。

3. 熟悉电极的日常养护。

二、检测原理

测定溶液的 pH 常用直接电位法，即以玻璃电极(GE)为指示电极，饱和甘汞电极(SCE)为参比电极，将两电极一起浸入待测溶液构成原电池，通过测量原电池的电动势，求得待测溶液 pH。原电池可用电池符号表示为：

(－)玻璃电极(GE)│待测溶液(X)│饱和甘汞电极(SCE)(＋)

测定时采用两次测量法，即先用已知 pH_S 的标准缓冲溶液来校正 pH 计，然后再测定待测溶液的 pH_X，计算公式如下：

25℃时，溶液的 pH 可用公式 $pH_S = pH_S + \dfrac{E_X - E_S}{0.059}$ 计算求得。

三、仪器与试剂

1. 仪器 PHS-3C 型酸度计、玻璃电极、饱和甘汞电极(或复合电极)、分析天平、玻璃棒、容量瓶、pH 试纸、50ml 及 100ml 烧杯。

2. 试剂　磷酸盐标准缓冲液（pH6.86）、硼砂标准缓冲液（pH9.18）、氯化钠注射液。

四、操作步骤

1. 标准缓冲溶液的制备

（1）磷酸盐标准缓冲液（pH6.86）　精密称取在 115℃ ±5℃ 干燥 2 ~3 小时的无水磷酸氢二钠 3.55g 和磷酸二氢钾 3.40g，加水使溶解并稀释至 1000ml。

（2）硼砂标准缓冲液（pH9.18）　精密称取硼砂 3.81g（注意避免风化），加水使溶解并稀释至 1000ml，置聚乙烯塑料瓶中，密塞，避免空气中二氧化碳进入。

2. PHS –3C 型 pH 计的操作　详见第三章第二节。

3. 氯化钠注射液 pH 测定　把电极从标准缓冲溶液取出，用纯化水清洗后，再用氯化钠注射液淋洗电极数次，将电极放入氯化钠注射液中，轻轻振摇均匀，待平衡稳定后进行读数，平行测定三次，取平均值，即得。氯化钠注射液 pH 应为 4.5 ~7.0。

4. 结束工作　测定完毕，关闭仪器电源，取出电极，清洗干净。用滤纸吸干电极外壁附着的纯化水，将电极保护帽套上，帽内加入少量补充液。

五、数据记录

氯化钠注射液 pH 检测记录

供试品溶液的制备：							
仪器及编号		溶液温度	℃	相对湿度	%	检验日期	
定位缓冲液名称及标示 pH							
校准缓冲液名称及标示 pH							
校准结果				检验数据			
规定限度	pH 应为　　　~			报告值		结论	

六、注意事项

1. 电极在测量前必须选择与供试液 pH 值较接近的一种标准缓冲液对仪器进行校正。

2. 每次更换标准缓冲液或供试品溶液前，应用纯化水充分洗涤电极，然后将水吸尽，再用所换的标准缓冲液或供试品溶液洗涤。

3. 电极插口必须保持清洁，不使用时将短路插头插入，使仪器输入处于短路状态，这样能防止灰尘进入，并能保护仪器不受静电影响。

4. 使用时取下电极保护帽，注意不要将在塑料保护栅内的敏感玻璃泡与硬物接触，任何破损和擦毛都会使电极失效。测量完毕，不用时将电极保护帽套上，帽内放入少量补充液，以保持电极球泡的湿润。

七、思考题

1. 为什么要用与待测溶液 pH 接近的标准缓冲溶液来校正仪器？校正后，能否再调整定位调节器？

2. 如何正确使用与维护电极？

实训三　磷酸的电位滴定

一、目的要求

1. 熟悉电位滴定的原理与方法。

2. 掌握 PHS－3B 型精密 pH 计的正确使用方法。

3. 学会绘制 $pH－V$ 曲线、$\dfrac{\Delta pH}{\Delta V}－V$ 曲线、$\dfrac{\Delta^2 pH}{\Delta V^2}－V$ 曲线，分别确定滴定终点。

4. 学会用电位法测定测定弱酸的浓度和 pK_a。

二、检测原理

电位滴定法是通过测量滴定过程中电池电动势的突变来确定滴定终点的分析方法。

磷酸的电位滴定，是以 NaOH 为标准溶液，测定 H_3PO_4 的浓度 $c_{H_3PO_4}$ 和第一级电离平衡常数 K_{a_1}。在滴定过程中，H_3PO_4 首先作为一元酸与 NaOH 发生化学反应，随着标准溶液的不断加入，试样溶液的 pH 也随之变化。以加入标准溶液的体积 V 作横坐标，分别以试样溶液相应的 pH、$\dfrac{\Delta pH}{\Delta V}$、$\dfrac{\Delta^2 pH}{\Delta V^2}$ 作纵坐标，绘制 $pH－V$ 曲线、$\dfrac{\Delta pH}{\Delta V}－V$ 曲线、$\dfrac{\Delta^2 pH}{\Delta V^2}－V$ 曲线，确定第一滴定终点 V_1，计算磷酸溶液的浓度 $c_{H_3PO_4}$（ $c_{H_3PO_4}=\dfrac{c_{NaOH}\times V_1}{V_{H_3PO_4}}$ ）。

当滴定反应刚好进行到一半时，剩余的 H_3PO_4 浓度与生成的 NaH_2PO_4 的浓度相等，即 $[H_3PO_4]=[H_2PO_4^-]$，因为：

$$H_3PO_4 \rightleftharpoons H^+ + H_2PO_4^-$$

$$K_{a_1}=\frac{[H^+]\times[H_2PO_4^-]}{[H_3PO_4]}$$

所以，$K_{a_1}=[H^+]$，即 $pK_{a_1}=pH$，也就是说，第一半中和点体积（$\dfrac{1}{2}V_1$）对应的 pH 即为 pK_{a_1}。

三、仪器与试剂

1. 仪器　PHS－3B 型精密 pH 计、复合 pH 玻璃电极、搅拌子、25ml 碱式滴定管、10ml 移液管、100ml 烧杯、洗耳球。

2. 试剂　邻苯二甲酸氢钾标准缓冲溶液（pH4.00）、0.1mol/L NaOH 滴定液、磷酸试样溶液(约 0.1mol/L)。

四、操作步骤

1. 用邻苯二甲酸氢钾标准缓冲溶液(pH4.00)校正 pH 计。

2. 精密量取 10.00ml 磷酸试样溶液,置于 100ml 烧杯中,加纯化水 20.00ml,将烧杯放在磁力搅拌器上,再插入复合电极于溶液中,在电磁搅拌下,用 NaOH 滴定液(0.1mol/L)进行滴定,当远离化学计量点时,每次滴加 1.00mlNaOH 标准溶液,记录对应的 pH 一次。当接近化学计量点(加入 NaOH 标准溶液引起的 pH 变化逐渐增大)时,每次加入 NaOH 标准溶液的体积改为 0.10ml 或 0.05ml(1 滴),记录对应的 pH 一次。当超过化学计量点之后,每次加入 NaOH 标准溶液的体积改为 0.50ml,记录对应的 pH 一次。

五、数据记录

1. 将加入标准溶液的体积及对应的 pH 填入下表,并按表中要求完成各项内容。

$V(\text{ml})$	pH	ΔpH	ΔV	$\dfrac{\Delta\text{pH}}{\Delta V}$	$\Delta\left(\dfrac{\Delta\text{pH}}{\Delta V}\right)$	$\dfrac{\Delta^2\text{pH}}{\Delta V^2}$

2. 绘制 pH $- V$ 曲线、$\dfrac{\Delta\text{pH}}{\Delta V} - V$ 曲线、$\dfrac{\Delta^2\text{pH}}{\Delta V^2} - V$ 曲线,分别确定第一滴定终点 V_1,计算磷酸试样溶液的浓度 $c_{\text{H}_3\text{PO}_4}$。

3. 根据第一半中和点体积($\dfrac{1}{2}V_1$),在 pH $- V$ 曲线上找到对应的 pH 即为 pK_{a_1}。

六、注意事项

1. 电极要插入待测溶液中,电极膜要完全浸入。在搅拌溶液时,要防止搅拌子碰坏复合电极球膜。

2. 每滴入一次滴定液,都要充分搅拌溶液,搅拌后,待溶液稳定后再测定。

3. 滴定近终点时,用滴定管加入滴定剂,可用一细玻璃棒碰一下滴定管尖端再插入溶液中,不可用纯化水冲洗滴定管尖端,以免溶液浓度太小使滴定突跃不明显。

七、思考题

1. 为什么在计量点前后应加等体积的滴定液?
2. 用三种曲线确定的滴定终点 V_1 是否相同?
3. 电位滴定中,能否用电动势 E 的变化代替 pH 变化?

实训四   磺胺嘧啶的含量测定

一、目的要求

1. 掌握永停滴定法确定终点的原理和方法。

2. 学会正确使用永停滴定仪。

二、检测原理

磺胺嘧啶分子结构中的芳伯氨基在酸性条件下与亚硝酸钠发生重氮化反应而定量生成重氮盐。到达终点后，溶液中稍有过量的亚硝酸钠，溶液中便有 HNO_2 及其分解产物 NO，并组成可逆电对 HNO_2/NO，使两个电极上发生电解反应。故电路中立即有电流通过，电流计指针发生偏转，并不再回复。以此来确定亚硝酸钠标准溶液滴定磺胺嘧啶时的滴定终点，从而计算试样的含量。

三、仪器与试剂

1. 仪器　永停滴定仪、电磁搅拌器、铂电极、酸式滴定管、烧杯。
2. 试剂　磺胺嘧啶、溴化钾、盐酸溶液（1→2）、亚硝酸钠滴定液（0.1mol/L）。

四、操作步骤

精密称取磺胺嘧啶约 0.5g，加水 40ml 与盐酸溶液（1→2）15ml，置电磁搅拌器中，不断搅拌使溶解，再加溴化钾 2g，插入铂－铂电极后，将滴定管的尖端插入液面下约 2/3 处，用亚硝酸钠滴定液（0.1mol/L）迅速滴定，随滴随搅拌，至近终点时，将滴定管的尖端提出液面，用少量水淋洗尖端，洗液并入溶液中，继续缓缓滴定，至电流计指针突然偏转，并不再回复，即为滴定终点。每 1ml 亚硝酸钠滴定液（0.1mol/L）相当于 25.03mg 的 $C_{10}H_{10}N_4O_2S$。记录所用亚硝酸钠滴定液（0.1mol/L）的体积，按下式计算磺胺嘧啶的含量。

$$磺胺嘧啶\% = \frac{V_{NaNO_2} \times T \times F \times 10^{-3}}{m_S} \times 100\%$$

式中 V_{NaNO_2} 为供试品消耗亚硝酸钠滴定液（0.1mol/L）的读数（ml）；F 为滴定液浓度的校正因子，$F = \dfrac{c_{实测}}{c_{规定}}$；$T$ 为滴定度，每 1ml 亚硝酸钠滴定液（0.1mol/L）相当于 25.03mg 的 $C_{10}H_{10}N_4O_2S$；m_s 为取样量（g）。

五、数据记录

样品数	1	2	3
磺胺嘧啶取样量 m_s（g）			
亚硝酸钠滴定液体积 V_{NaNO_2}（ml）			
磺胺嘧啶含量（%）			
平均含量（%）			
绝对偏差 d			
平均偏差 $\bar{d}$			
相对平均偏差 Rd			

六、注意事项

1. 电极的清洁状态是滴定成功与否的关键，污染的电极在滴定时指示迟钝，终点时电流变化小，此时应重新处理电极。处理方法可将电极插入洗液浸泡数分钟，取出后用水冲洗干净。

2. 在滴定过程中，有时原点会逐渐漂移，也就是说随着滴定的进行，流过电流计的电流会逐渐增大，但这种原点漂移是渐进的，而测定终点是突跃的，因此不会影响终点判断，一般在终点前 1 滴突跃可达满量程的一半以上。

3. 滴定时是否已临近终点，可由指针的回零速度判断，若回零速度越来越慢，就表示已接近终点。

4. 由于重氮化反应速度较慢，因此，当接近终点时，每次滴加的滴定液体积应适当小一些。

5. 催化剂、温度、搅拌速度对测定结果均有影响，测定时均应按照规定进行。

七、思考题

滴定过程中若用过高的外加电压会出现什么现象？

实训五　水中微量铁的含量测定

一、目的要求

1. 掌握 722 型分光光度计的操作技术。
2. 学会工作曲线的绘制及应用。

二、检测原理

测定水中微量铁含量时，调节溶液的 pH 为 4 ~ 6 范围内，用盐酸羟胺将 Fe^{3+} 还原成 Fe^{2+}，再用邻二氮菲与 Fe^{2+} 反应生成稳定的橘红色配合物，在最大吸收波长 510nm 处测定溶液的吸光度，然后采用标准曲线法求得溶液中被测组分的含量。其反应如下：

$$2Fe^{3+} + 2NH_2OH \cdot HCl = 2 Fe^{2+} + N_2\uparrow + 4H^+ + 2H_2O + 2Cl^-$$

(橘红色)

三、仪器与试剂

1. 仪器　722 型分光光度计、电子分析天平、称量瓶、吸量管、纳氏比色管

（50ml）、容量瓶（500ml）、小烧杯、洗耳球。

2. 试剂　盐酸羟胺、醋酸钠、邻二氮菲、稀盐酸（1:1）。

四、操作步骤

1. 配制浓度为 100μg/ml[Fe^{3+}] 溶液　精密称取基准铁铵矾[$NH_4Fe(SO_4)_2 \cdot H_2O$] 0.4317g，置于小烧杯中，加入稀盐酸（1:1）溶液 10ml，50ml 纯化水溶解后定量转移到 500ml 容量瓶中，加纯化水稀释至标线，摇匀。

2. 配制铁标准系列溶液　用吸量管分别吸取 100μg/ml 的[Fe^{3+}]溶液 0.00、0.20、0.40、0.60、0.80、1.00ml 分别置于 50ml 的纳氏比色管中，各加入 10% 的盐酸羟胺 1ml、1mol/L 的醋酸钠 5ml、0.15% 的邻二氮菲 2ml，用纯化水稀释至 50ml，摇匀。则该标准系列溶液中铁的浓度（μg/ml）分别为 0.00、0.40、0.80、1.60、1.20、2.0。

3. 绘制工作曲线　将上述铁标准系列分别盛入 1cm 的比色杯中，以纯化水为空白液，在 510nm 波长处分别测定各不同浓度溶液的吸光度。然后以溶液的浓度为横坐标，相应的吸光度为纵坐标绘制工作曲线。

4. 测定水样中铁的含量　准确吸取水样 5.00ml 置于 50ml 的纳氏比色管中，按上述步骤 2 配制成 50ml，在与步骤 3 相同的条件下测定水样的吸光度 $A_样$。根据 $A_样$ 值在标准曲线上查出对应的水样浓度 $c_样$。然后根据下式计算原水样中铁的含量：

$$c_{原样} = c_样 \times 稀释倍数$$

五、数据记录

移取 100μg/ml 的铁溶液的体积 $V_铁$(ml)	0.00	0.20	0.40	0.60	0.80	1.00
稀释后标准系列的浓度 $c_铁$（μg/ml）	0.00	0.40	0.80	1.20	1.60	2.00
标准系列的吸光度 A						
工作曲线（$A-c$ 曲线）						
移取原样品液的体积 $V_样$	5.00（ml）		稀释倍数		$\frac{50.00}{5.00} = 10$	
稀释后样品液的吸光度	$A_样 =$					
稀释后样品液中铁的浓度	$c_样$（μg/ml）=					
原样品液中铁的浓度	$c_{原样}$（μg/ml）=					

六、注意事项

1. 配制标准系列和试样溶液所用的纳氏比色管必须为同一型号。

2. 盛装标准系列和试样溶液的比色杯为同一型号，装溶液前用待装液洗涤 2～3 次，装入溶液的体积不超过比色杯高度的 3/4，以免在推拉比色杯架时将溶液溢出。

3. 测定溶液吸光度时要按照浓度由稀到浓的顺序依次测定。

七、思考题

1. 用邻二氮菲测定水样中铁的含量时，显色前加入盐酸羟胺的作用是什么？

2. 实验中由各种因素可能导致测定的吸光度数值不完全符合光的吸收定律时，应怎样绘制工作曲线？

实训六 高锰酸钾溶液的含量测定

一、目的要求

1. 熟练掌握 722 型分光光度计使用方法。
2. 学会标准对照法测定样品含量的方法。

二、检测原理

标准浓度比较法即是在相同的条件下配制样品溶液和标准溶液，在选定波长处分别测定溶液的吸光度，根据光的吸收定律 $A = KcL$ 可得：

$$A_{标} = E_{1cm}^{1\%} \rho_{标} L$$

$$A_{样} = E_{1cm}^{1\%} \rho_{样} L$$

由于是同种物质、同台仪器，用相同厚度的吸收池、在同一波长处测定吸光度，所以吸光系数 $E_{1cm}^{1\%}$ 和溶液的液层厚度 L 相同，所以两式相比可得：

$$\frac{A_{标}}{A_{样}} = \frac{\rho_{标}}{\rho_{样}}$$

即：

$$\rho_{样} = \rho_{标} \frac{A_{样}}{A_{标}}$$

三、仪器与试剂

1. 仪器 722 型分光光度计、电子分析天平、称量瓶、吸量管、容量瓶（50ml、100ml）、小烧杯、洗耳球。

2. 试剂 取基准 $KMnO_4$ 固体、$KMnO_4$ 样品溶液。

四、操作步骤

1. 配制 $KMnO_4$ 标准溶液 精密称取基准 $KMnO_4$ 0.025g，置于小烧杯中，加适量的纯化水溶解后定量转移入 1000ml 的容量瓶中，用纯化水稀释至标线，摇匀。此 $KMnO_4$ 溶液的浓度为 25μg/ml。

2. 测定标准溶液的吸光度 将上述 $KMnO_4$ 标准溶液与空白溶液（纯化水）分别盛于 1cm 的比色杯中，在波长 525nm 处测定 $KMnO_4$ 标准溶液的吸光度 $A_{标}$。

3. **测定样品溶液的吸光度** 精密吸取 $KMnO_4$ 试样溶液 5.00ml，加纯化水稀释至 25.0ml。然后将其盛于 1cm 的比色杯中，以纯化水为空白液，在波长 525nm 处测定吸光度 $A_样$。

4. **计算原样品溶液中 $KMnO_4$ 的浓度** 根据下式计算原样品溶液中 $KMnO_4$ 的浓度。

$$\rho_{原样} = \rho_样 \times 稀释倍数 = \rho_标 \frac{A_样}{A_标} \times 稀释倍数$$

五、数据记录

称取基准物质 $KMnO_4$ 的质量	$KMnO_4$ 标准溶液的浓度 $\rho_标$	$KMnO_4$ 标准溶液的吸光度 $A_标$	$KMnO_4$ 样品溶液的吸光度 $A_样$
$\rho_{原样} = \rho_样 \times 稀释倍数 = \rho_标 \dfrac{A_样}{A_标} \times 10$			

六、注意事项

1. 要准确称取、配制 $KMnO_4$ 标准溶液。在相同的条件下配制 $KMnO_4$ 试样溶液。
2. 在相同的条件下测定 $KMnO_4$ 标准溶液和试样溶液的吸光度。

七、思考题

1. 测定 $KMnO_4$ 溶液的吸光度时，为何选择 525nm 波长为入射光？
2. 测定 $KMnO_4$ 试样溶液的吸光度时，为何要将溶液进行稀释？

实训七 维生素 B_{12} 注射液的含量测定

一、目的要求

1. 掌握紫外可见分光光度计（UV755B 型）的使用方法。
2. 学会用吸光系数法测定维生素 B_{12} 注射液含量的分析方法。

二、检测原理

维生素 B_{12} 注射液的标示含量有 $50\mu g/ml$、$100\mu g/ml$、$500\mu g/ml$ 等规格，根据《中国药典》（2010 年版，二部）规定：以波长在 (361 ± 1) nm 处的百分吸光系数（207）作为测定注射液实际含量的依据。根据光的吸收定律和百分吸光系数可以导出：

$$\rho_{B_{12}} (\mu g/ml) = A_样 \times 48.31$$

根据 $\omega_{B_{12}} = \dfrac{\rho_{B_{12}}}{\rho_样}$ 求得维生素 B_{12} 的质量分数。

三、仪器与试剂

1. **仪器** 分光光度计（UV755B 型）、石英吸收池、容量瓶。

2. 试剂　维生素 B_{12} 注射液。

四、操作步骤

1. 配制维生素 B_{12} 试样溶液　精密吸取一定量的维生素 B_{12} 注射液，按照标示含量用纯化水准确稀释，使稀释后的试样溶液的质量浓度 $\rho_{样}$ 为 $25\mu g/ml$。

2. 测定试样的吸光度　将稀释后的维生素 B_{12} 试样溶液和空白液(纯化水)分别盛于 $1cm$ 的石英吸收池中，在 $361nm$ 波长处测定试样的吸光度 $A_{样}$。

3. 计算维生素 B_{12} 的含量　将 $361nm$ 处的吸光度 $A_{样}$ 代入公式：

$$\rho_{B_{12}}（\mu g/ml）= A_{样} \times 48.31$$

求得维生素 B_{12} 的质量浓度 $\rho_{B_{12}}$。

根据下列公式计算维生素 B_{12} 的质量分数。

$$\omega_{B_{12}} = \frac{\rho_{B_{12}}}{\rho_{样}}$$

五、数据记录

样品维生素 B_{12} 标示量	样品稀释后溶液的浓度	样品稀释后的吸光度	维生素 B_{12} 的质量浓度	维生素 B_{12} 的质量分数

六、注意事项

1. 实验中所用的石英吸收池要保持清洁，不能用手接触透光面。

2. 装溶液前要用待装液润洗 $2 \sim 3$ 次，装入溶液的体积不超过吸收池高度的 $3/4$，以免在推拉吸收池架时将溶液溢出。

3. 使用 UV755B 型分光光度计时，注意光源的选择。$200 \sim 300nm$ 波长范围使用氘灯，$330 \sim 1000nm$ 波长范围使用钨灯。

七、思考题

1. 测定维生素 B_{12} 注射液的吸光度时为什么选择 $361nm$ 波长为入射光?

2. 试应用光的吸收定律和维生素 B_{12} 在 $361nm$ 的百分吸光系数(207)推导质量浓度计算公式：$\rho_{B_{12}} = A_{样} \times 48.31（\mu g/ml）$。

实训八　苯甲酸红外光谱的测定

一、目的要求

1. 掌握红外光谱分析法的基本原理。

2. 学会红外分光光度仪的结构和一般使用程序。

3. 学会用压片法制作固体试样晶片的方法。

4. 熟悉对所得红外图谱进行解读的程序。

二、检测原理

试样受到频率连续变化的红外光照射时，分子吸收某些频率的辐射，产生分子振动和转动能级从基态到激发态的跃迁，使相应于这些吸收区域的透射光强度减弱。记录红外光的百分透射比与波数或波长关系曲线，就得到红外光谱图。红外光谱仪就是记录红外光谱图的仪器。化合物分子的特征吸收频率受分子具体环境的影响较小，在比较狭窄的范围出现，彼此之间极少重叠，且吸收强度大，很容易辨认，这是红外光谱用于分析化合物结构的重要依据。

三、仪器与试剂

1. 仪器 岛津 IRPrestige – 21 型傅里叶变换红外光谱仪、压片模具、压片机、磁性样品架、干燥器、玛瑙研钵。

2. 试剂 苯甲酸试样(AR)、KBr(光谱纯)。

四、操作步骤

1. 实训前的准备 将 KBr 粉末置于 110℃的烘箱中干燥 2~3 小时，放在干燥器中备用。在红外灯下用酒精药棉将所用的玛瑙研钵、药匙、压片模具的表面擦拭干净，烘干备用。

2. 制备苯甲酸试样片 取苯甲酸试样 1~2mg 与 KBr 粉末 200~250mg 在玛瑙研钵中，研成细粉并充分混匀。将混合好的试样装入试样槽中，装到试样槽的 1/3~1/4 高度，用 $(5~10) \times 10^7 Pa$ 压力在油压机上压成透明薄片，即可用于测定。

3. 测定苯甲酸试样的红外光谱

(1)按照开机程序打开岛津 IRPrestige – 21 型傅里叶变换红外光谱仪电源开关，预热 10~20 分钟。开启计算机及打印机等。

(2)启动系统，设置测定参数。

在【Data】页中，设置：

Measurement Mode	选择% Transmittance
Apodisation	选择 Happ – Genzel
No. of Scans	选择 20
Resolution	选择 4.0
Range(cm^{-1})	选择 4600~400

(3)将试样片放入样品室的小孔中，盖好盖子，点击【Measure】窗口，点击【Sample】键，进行供试品扫描。

4. 打印出谱图 点击【File】菜单栏，选择【Print Preview】键，点击【OK】即可打印话框，苯甲酸试样的红外光谱。

5. 关机 测定完毕，按照关机程序退出工作站，关闭计算机和红外光谱仪主机，拔掉电源，将器具和仪器部件清洗干净。填写使用记录。

五、数据记录

1. 苯甲酸样品的红外谱图。
2. 苯甲酸样品的红外谱图分析表：

特征吸收峰(cm⁻¹)	振动类型	对应基团

六、注意事项

1. 样品必须预先除水干燥，避免损坏仪器，且避免水峰对样品谱图的干扰。

2. 装样的整体高度应一致，试样片的厚度应适当，以使光谱图中大多数吸收峰的透射比处于 15% ~ 70% 范围内。

3. 研磨粒度小于 2μm，必要时在压片前进行脱气处理，以免产生光的散射。

七、思考题

1. 为什么测试粉末固体样品的红外光谱时选用 KBr 制样？
2. 红外光谱实验室为什么对温度和相对湿度要维持一定的指标？
3. 用压片法制样时，为什么要求研磨到颗粒粒度在 2μm 左右？

实训九　明胶中金属铬的含量测定

一、目的要求

1. 学会原子吸收分光光度计的基本操作技术。
2. 掌握原子吸收标准曲线法定量分析基本原理。
3. 了解原子吸收法在药品检验中的应用。

二、检测原理

《中国药典》(2010 年版，二部)明确规定，药用胶囊以及使用的明胶原料，重金属铬的含量均不得超过百万分之二。本实训采用原子吸收分光光度法测定明胶中镉的含量，以石墨炉为原子化器，以 357.9nm 为检测波长，采用标准曲线法进行含量测定。

以各浓度对照品溶液的吸光度为纵坐标，相应浓度为横坐标，绘制标准曲线 $A = Kc - b$；供试品溶液溶度 $c_{供} = \dfrac{(A_{供} - A_{空}) - b}{K}$；镉含量 $\omega_{镉} = \dfrac{c_{供} \times V_{供} \times 10^{-9}}{m_{取}}$。其中

K、b 为常数；$A_{供}$、$A_{空}$ 分别为供试品溶液和空白的吸光度；$V_{供}$ 为供试品溶液的体积，单位 ml；$m_{取}$ 为供试品取样量，单位 g。

三、仪器与试剂

1. 仪器　AA1700 单石墨炉原子吸收分光光度计、电子天平、移液管、容量瓶、微波消解炉。

2. 试剂　明胶、0.1μg/ml 的镉标准溶液、2% 的硝酸溶液。

四、操作步骤

1. 对照品溶液的配制　分别取 0.1μg/ml 的镉标准溶液 0.00、2.00、4.00、6.00、8.00ml，置于 100ml 容量瓶，用 2% 的硝酸溶液定容，作为标准品 1、2、3、4、5。

2. 供试品溶液的配制　取本品约 0.5g，精密称定，置聚四氟乙烯消解罐内，加浓度为 2% 的硝酸溶液 5～10ml，混匀，浸泡过夜，盖好内盖，旋紧外套，置适宜的微波消解炉内进行消解。消解完全后，取消解内罐置电热板上缓缓加热至红棕色蒸气挥尽并近干，用 2% 的硝酸溶液转移至 50ml 容量瓶中，用 2% 的硝酸溶液稀释至刻度，摇匀，作为供试品溶液。

3. 空白溶液的制备　用制备供试品溶液的方法制备空白溶液，只是不加供试品。

4. 分析测定　按照原子吸收分光光度计的操作规程，依次测定空白溶液、各浓度对照品溶液和供试品溶液的吸光度。每种溶液测定 3 次，记录数据，求平均值。

五、数据记录

根据实验操作和分析原理的计算公式，把有关的测量数据和处理结果填入下面空格或表格。

1. 将测得的吸光度值和平均吸光度值填入下表：

组　分	吸光度值 A			吸光度平均值
	1	2	3	
对照品溶液 1				
对照品溶液 2				
对照品溶液 3				
对照品溶液 4				
对照品溶液 5				
空白溶液				
供试品溶液				

2. 标准品溶液 1、2、3、4、5 的浓度分别为_____μg/ml、_____μg/ml、_____μg/ml、_____μg/ml、_____μg/ml；标准曲线方程为_____。

3. 供试品称取量为_____g，供试品溶液的溶度为_____μg/ml；供试品中镉的含量为_____。

六、注意事项

1. 在操作过程中，要保证所用溶剂不被污染，所用容器必须洁净，更不得粘有被测元素。

2. 测定结束后，需用去离子水将进样管路清洗干净，再关闭仪器。

七、思考题

石墨炉原子化与火焰原子化相比具有哪些优点？

实训十　利血平片中利血平含量的测定

一、目的要求

1. 学会荧光分析法的基本操作技术。
2. 掌握荧光分析比例法的定量分析基本原理。
3. 了解荧光分析法在药品检验中的应用。

二、检测原理

利血平是利血平片剂的有效成分，《中国药典》（2010 年版）规定，采用荧光分析法测定利血平片中利血平的含量，在激发光波长为 400nm、发射光波长为 500nm 的光谱条件下进行测定，利血平片中利血平含量应为标示量的 90.0% ~ 110.0%。

本实验采用比例法进行含量测定。分别配制一定浓度的对照品和供试品溶液，以及空白溶液，在完全相同的光谱条件下测定荧光强度 F。

则供试品溶液浓度 $c_{供} = \dfrac{F_{供} - F_{空}}{F_{对} - F_{空}} \times c_{对}$。

利血平含量（克/片）$m_{利} = \dfrac{c_{供} \times V_{供} \times 10^{-3}}{m_{取}} \times m_{平}$；百分标示量 $\omega = \dfrac{m_{利}}{m_{标}} \times 100\%$。

其中 $c_{对}$ 为对照品试液溶度，单位 μg/L；$F_{对}$、$F_{供}$、和 $F_{空}$ 分别为对照品试液、供试品试液和空白溶液的荧光强度值；$m_{取}$、$m_{平}$ 分别为供试品取样量、平均片重，单位 g；$m_{标}$ 为标示量，单位 mg；$V_{供}$ 为供试品溶液的体积，单位 ml。

三、仪器与试剂

1. 仪器　荧光分光光度计、电子天平、移液管、棕色容量瓶。
2. 试剂　利血平片、利血平对照品、乙醇、五氧化二钒试液。

四、操作步骤

1. 对照品溶液的制备　精密称取利血平对照品约 10mg，置 100ml 棕色容量瓶中，加三氯甲烷 10ml 溶解后，再用乙醇稀释至刻度，摇匀，精密量取 2ml，置 100ml 棕色量瓶中，用乙醇稀释至刻度，摇匀，即得对照品溶液。

2. 供试品溶液的制备　取供试品 20 片，如为糖衣片应除去包衣，精密称定，研细，精密称取适量（约相当于利血平 0.5mg），置 100ml 棕色量瓶中，加热水 10ml，摇匀后，加三氯甲烷 10ml，振摇，用乙醇定量稀释至刻度，摇匀，滤过，精密量取续滤液，用乙醇定量稀释成每 1ml 中约含利血平 2μg 的溶液，即得供试品溶液。

3. 空白溶液的制备　按照供试品溶液的制备方法制备，只是不加供试品。

4. 分析　精密量取对照品溶液、供试品溶液和空白试液各 5ml，分别置具塞试管中，加五氧化二钒试液 2ml，激烈振摇后，在 30℃ 放置 1 小时。按照荧光分光光度计的操作规程分析，避光操作，测定荧光强度。每种溶液平行测定三次，记录数据，求平均值。

五、数据记录

根据实训操作和检测原理的计算公式，把有关的测量数据和处理结果填入下面空格或表格。

1. 将测得的吸光度值和平均吸光度值填入下表：

组　分	荧光强度 F			荧光强度平均值
	1	2	3	
对照品溶液		-		
供试品溶液				
空白溶液				

2. 取利血平对照品的量为_____mg，则 $c_{对}$ = _____ μg/ml；

3. 供试品称取量为_____g，平均片重为_____g，标示量为_____毫克/片，则样品的百分标示量 ω = _____ 。

六、注意事项

1. 在溶液的配制过程中要注意容量仪器的规范操作。

2. 样品池放入荧光光度计样品室前，必须用吸水纸将外表面擦拭干净；在换装不同浓度溶液时，必须用待测溶液润洗至少三次。

七、思考题

荧光光度计与紫外 – 可见分光光度计在构造上有何不同？

实训十一　葡萄糖溶液浓度的测定

一、目的要求

1. 学会旋光仪的基本操作技术。

2. 掌握比旋度的计算方法及比较法定量分析的基本原理。

3. 了解旋光分析法在药品检验中的应用。

二、检测原理

旋光度大小除取决于被测分子的立体结构外，还受到待测溶液的浓度、偏振光通过溶液的厚度(即样品管的长度)以及温度、所用光源的波长、所用溶剂等因素的影响，这些因素在测定结果中都要表示出来。常用比旋光度来表示物质的旋光性及旋光能力。供试品为固体时的溶液比旋度和旋光度的关系如下：

$$[\alpha]_\lambda^t = \frac{100\alpha}{lc}$$

比旋度为旋光性物质的一个特征性物理常数，同种溶液的比旋度相等。在相同的测定条件下测定旋光度，其旋光度与溶液浓度成正比，即：

$$\frac{\alpha_1}{\alpha_2} = \frac{c_1}{c_2} \qquad 或 \qquad c_2 = \frac{\alpha_2}{\alpha_1} \times c_1$$

临床上常用的葡萄糖溶液具有旋光性，可以用旋光法测定其浓度。

三、仪器与试剂

1. 仪器 旋光仪、容量瓶、洗瓶、胶头滴管。

2. 试剂 5%的葡萄糖溶液、未知浓度的葡萄糖溶液。

四、操作步骤

1. 预热 将仪器和待测溶液于25℃条件下放置2小时，使温度恒定；打开电源和钠灯光源预热，待钠光灯启辉后，再预热20分钟进行测定操作。

2. 零点校正 洗净测定管后，将蒸馏水装入测定管中进行零点校正，测定三次求平均值。若平均值不为零则表示存在偏差，称为零点偏差值。在溶液测定时将此偏差值扣除，即为溶液的实际旋光度。

3. 测定 将测定管清洗干净，并用待测液润洗2~3次后，分别测定5%的葡萄糖溶液和未知浓度溶液的旋光度。重复测定3次，记录数据，求平均值。

五、数据记录

1. 将测得的旋光度值和平均旋光度值填入下表：

组 分	旋光度值	平均值
蒸馏水		
5%葡萄糖溶液		
未知浓度溶液		

2. 5%葡萄糖溶液的实际旋光度 α_1 为_____，其比旋度 $[\alpha]_D^{25}$ 为_____。

3. 未知浓度溶液实际旋光度 α_2 为_____，其浓度 c_2 为_____。

六、注意事项

1. 测定前应以试剂作为空白溶液校正零点，测定后再校正一次，以确定零点有无变动，如发现零点有变动，则应重新测定旋光度。

2. 溶液测定时的温度，上下浮动不得超过 0.5℃。

3. 溶液需澄清，不能出现浑浊现象或有小颗粒存在。

4. 实验结束后，测定管应及时用水或蒸馏水冲洗干净，干燥、藏好。

实训十二 几种离子的柱色谱

一、目的要求

1. 掌握吸附柱的制备方法。

2. 会用柱色谱法进行几种离子的分离操作。

二、检测原理

液 – 固吸附柱色谱是以固体吸附剂为固定相，以液体为流动相，利用吸附剂对不同组分的吸附能力的差异而实现分离的方法。

$$吸附平衡常数 K = \frac{c_s}{c_m}$$

组分的 K 值越大，组分被吸附得越牢固，移动速度越慢，则该组分后流出色谱柱；K 值越小，组分被吸附得越弱，移动速度越快，能最先被洗脱而从柱中流出。

三、仪器与试剂

1. 仪器 玻璃柱管、脱脂棉、玻璃棒。

2. 试剂 氧化铝（160～200 目），Fe^{3+}、Cu^{2+}、Co^{2+} 混合试液。

四、操作步骤

1. 取一端拉细的玻璃柱管一支。从广口一端塞入一小团脱脂棉，用玻璃棒轻轻压平。然后装入活性氧化铝约 10cm 高，边装边轻轻敲打玻璃管，使填装均匀。在氧化铝上面再塞入一小团棉花，用玻璃棒压平，即为简单色谱柱。

2. 用蒸馏水将色谱柱中的氧化铝全部润湿后，沿色谱柱的管壁加入含 Fe^{3+}、Cu^{2+}、Co^{2+} 三种离子的混合试液 10 滴，待全部渗入氧化铝后，沿管壁逐滴加入蒸馏水进行洗脱，根据吸附剂对不同离子吸附能力的强弱差异而将三种离子分成不同颜色的色带，观察并记录结果。

五、数据记录

用一定体积的蒸馏水淋洗柱子之后，形成了三个不同颜色的色带。根据 Fe^{3+}、

Cu^{2+}、Co^{2+} 三种离子分离情况说明分离效果。

	Fe^{3+}	Cu^{2+}	Co^{2+}
色带的位置及颜色			

六、注意事项

1. 装柱时要注意吸附剂填装均匀，松紧适宜，不能有断层和气泡。
2. 加样或加洗脱剂时，应慢慢滴加，洗脱剂应保持一定的高度。

七、思考题

1. 装柱时为什么要轻轻敲打玻璃管？
2. 吸附柱为什么必须填装均匀、紧密，上面塞入一小团棉花并压平？

实训十三　几种磺胺类药物的薄层色谱

一、目的要求

1. 掌握制备薄层硬板的方法。
2. 掌握薄层色谱分离鉴定混合物的操作方法。

二、检测原理

本实验是将吸附剂均匀地涂在玻璃板上形成薄层，试样点在薄板上用展开剂展开，由于不同的磺胺类药物结构不同，极性也不同，极性大的组分在吸附剂中被吸附得牢固，不易展开，而极性小的组分在吸附剂中被吸附得不牢固，容易展开，从而将混合物中不同的磺胺类药物分开，通过斑点定位后用于定性和定量分析。

三、仪器与试剂

1. 仪器　玻璃板、研钵、烘箱、色谱缸、紫外灯。
2. 试剂　磺胺二甲嘧啶、乙酰磺胺、磺胺咪、丙酮、氯仿:甲醇(80:15)、对 – 二甲氨基苯甲醛、硅胶(200 目)、1% CMC – Na 溶液。

四、操作步骤

1. 硅胶 CMC – Na 薄板的制备　取硅胶 H 置于研钵内加 1% CMC – Na 溶液，研成糊状，将糊状物平铺在玻璃板上成一均匀薄层，晾干后，置于干燥箱110℃活化2 小时。
2. 点样　在距薄板一端 1.5 ~ 2cm 处划一起始线，并在点样处作一记号为原点，取四根毛细管，分别蘸取磺胺二甲嘧啶、乙酰磺胺、磺胺咪的丙酮溶液，三种磺胺类药物的混合丙酮溶液，点在各原点记号上。

3. **展开**　将薄板放入盛有氯仿：甲醇(80∶15)展开剂的色谱缸内，点有样品的一端浸入展开剂中约 1cm 处(勿使点样浸入展开剂中)，当展开剂扩散到 3/4 ~ 4/5 的高度后取出，划出溶剂前沿，晾干。

4. **显色**　用喷雾器将 1% 的对 – 二甲氨基苯甲醛均匀地喷到薄层板上，使三种药物显色，找出混合溶液中各种药物的斑点。

5. **定性**　框出各斑点，并找出斑点中心，量出斑点中心到原点的距离和溶剂前沿到起始线的距离，计算各种磺胺类药物的 R_f 值。

五、数据记录

	磺胺二甲嘧啶	乙酰磺胺	磺胺咪
原点到溶剂前沿的距离(cm)			
原点到药物斑点中心的距离(cm)			
R_f			

六、注意事项

1. 要保证色谱缸的气密性良好。在展开前，色谱缸应为展开剂蒸气饱和，以免出现边缘效应。

2. 展开时，注意不要使溶剂浸过起始线。

3. 制备薄层所用的玻璃板必须洗净。

4. 活化后的薄层板应贮存于干燥器中，以免吸收空气中的水分而降低活性。

七、思考题

1. 在色谱实验中为何常采用标准品对照？

2. 用同样的展开剂，实际测的样品的 R_f 值与资料上的 R_f 值不完全相同，为什么？

实训十四　薄层扫描法测定香连片中盐酸小檗碱的含量

一、目的要求

1. 掌握薄层定量的点样和展开技术。

2. 熟悉岛津 CS – 9301 薄层扫描仪的操作技术。

3. 了解薄层扫描仪在药物制剂含量测定中的应用。

二、检测原理

用薄层扫描法测定盐酸小檗碱时，利用某种波长的单色光对薄层上的斑点扫描，测定该斑点对光的吸收度或荧光强度，根据其与浓度的关系(符合光的吸收的定律)来确定被测组分含量。本实验以波长为 366nm 的光为激发光，扫描供试品和对照品的荧光（409nm）强度，从而计算香连片中盐酸小檗碱的含量。

《中国药典》2010 年版规定，本品每片含黄连以盐酸小檗碱（$C_{20}H_{18}ClNO_4$）计，小片不得少于 7.0mg，大片不得少于 20mg。

三、仪器与试剂

1. **仪器**　岛津 CS－9301 薄层扫描仪、硅胶 G 薄层板、索氏提取器、微量注射器、电子天平、薄层涂铺器、薄层展开缸、50ml 容量瓶、100ml 容量瓶。

2. **试剂**　甲醇、盐酸－甲醇（1:100）、甲苯－乙酸乙酯－甲醇－异丙醇－水（4:2:1:1:0.2）、浓氨水、盐酸小檗碱对照品（中国药品生物制品检定所）、香连片（市售）。

四、操作步骤

1. **制备供试品溶液**　取本品 20 片，精密称定 Wg，除去包衣，研细，取约 0.2g，精密称定 $W_{供}$g，置索氏提取器中，加盐酸－甲醇（1:100）的混合液适量，加热回流提取至提取液无色，将提取液移至 100ml 容量瓶中，用少量上述混合液洗涤容器，洗液并入提取液中，加上述混合液至刻度，摇匀，精密量取 10ml，置 50ml 容量瓶中，加甲醇至刻度，摇匀，作为供试液。

2. **制备对照品溶液**　另取盐酸小檗碱对照品适量，精密称定，加甲醇制成每 1ml 含 20μg 的溶液，作为对照品溶液。

3. **薄层展开**　精密吸取供试液 2μl、对照液 2μl，分别点于同一硅胶 G 板上，挥干溶剂，在盛有浓氨试液的色谱缸中预饱和 15 分钟，以甲苯－乙酸乙酯－甲醇－异丙醇－水（4:2:1:1:0.2）为展开剂，展距约 10cm 时，取出，晾干。

4. **测定荧光强度**　按照岛津 CS－9301 薄层扫描仪的操作规程，将光源转换杆置于氙灯位置，进行荧光扫描，激发光波长 $\lambda = 366$nm，测定供试品荧光强度与对照品荧光强度的积分值，计算即得。

五、数据记录

对照品和供试品的荧光强度及香连片中小檗碱含量：

$W =$ ＿＿＿＿＿＿＿g，$W_{供} =$ ＿＿＿＿＿＿＿g。

对照品的荧光强度 $F_{对} =$ ＿＿＿＿＿＿＿＿，供试品的荧光强度 $F_{供} =$ ＿＿＿＿＿＿＿＿ 。

香连片中盐酸小檗碱的含量（毫克/片） = ＿＿＿＿＿＿＿毫克/片。

计算公式：

$$c_{供} = \frac{F_{供}}{F_{对}} \times c_{对}$$

$$香连片中盐酸小檗碱的含量（毫克/片） = \frac{W \times c_{供} \times 500}{W_{供} \times 20}（毫克/片）$$

六、注意事项

1. 一定要先开主机开关，并等主机自检完毕后，方可进入 CS-9301 软件，否则会出现 No analyzer response（Error 345），当出现该种情况时，只能按关机程序关机，待 2 分钟后再按开机程序开机。

2. 移动光源转换杆时，应快速到位，否则易造成线路损坏。

七、思考题

影响薄层扫描测定含量的因素有哪些？点样误差是不是主要因素？

实训十五　无水乙醇中微量水分的测定

一、目的要求

1. 学会气相色谱仪的使用方法。
2. 熟悉内标法测定微量水分含量的方法。

二、检测原理

试样中主成分乙醇与杂质水分的含量相差悬殊，无法用归一化法测定，但可以用内标法测定无水乙醇中微量水分的含量。向一定质量的试样（m）中准确加入一定量的内标物（m_s，选无水甲醇作内标物），混匀，进行气相色谱分析，根据色谱图上待测组分的峰面积（A_i）和内标物的峰面积（A_s）与其对应的质量之间的关系，便可求出待测组分的含量。

色谱峰面积与各组分重量之间的关系及待测组分的含量如下：

$$\frac{m_i}{m_s} = \frac{m_i f_i}{m_s f_s}$$

$$c_i\% = \frac{m_i}{m} = \frac{m_s A_i f_i}{m A_s f_s} \times 100\%$$

三、仪器与试剂

1. 仪器　HP-5890A 型气相色谱仪（或其他型号气相色谱仪）、微量注射器（10μl）。

2. 试剂　无水乙醇（分析纯或化学纯）、无水甲醇（分析纯）。

四、操作步骤

1. 色谱条件　色谱柱：401 有机载体，GDX203 固定相，柱长 2m；柱温：120℃；气化室温度：150℃；检测室温度：140℃；载气：氢气；流速：40~50ml/min；进样量：10μl；纸速：1cm/min。

2. **试样溶液配制** 准确量取 100ml 无水乙醇试样，精密称定其重量。另精密称定无水甲醇(内标物)约 0.25g，加入到已称重的无水乙醇试样中，混匀备用。

3. **试样的测定** 按照 HP – 5890A 型气相色谱仪的操作规程开机、设置参数，用微量注射器吸取上述样品溶液 10μl 进样，按下式计算试样的含水量。

(1)用峰高及其重量较正因子计算含水量：

$$H_2O\% = \frac{h_{H_2O} \times 0.224}{h_{CH_3OH} \times 0.340} \times \frac{m_{CH_3OH}}{100} \times 100\% \ (W/V)$$

$$H_2O\% = \frac{h_{H_2O} \times 0.224}{h_{CH_3OH} \times 0.340} \times \frac{m_{CH_3OH}}{m_{C_2H_5OH}} \times 100\% \ (W/W)$$

(2)用峰面积及其重量较正因子计算含水量：

$$H_2O\% = \frac{A_{H_2O} \times 0.55}{A_{CH_3OH} \times 0.58} \times \frac{m_{CH_3OH}}{100} \times 100\% \ (W/V)$$

$$H_2O\% = \frac{A_{H_2O} \times 0.55}{A_{CH_3OH} \times 0.58} \times \frac{m_{CH_3OH}}{m_{C_2H_5OH}} \times 100\% \ (W/W)$$

五、数据记录

记录色谱图，将测定的有关数据及其处理结果填入下表。

参数 组分	t_R (min)	h (cm)	$W_{1/2}$ (cm)	A (cm^2)	f (h)	f (A)	m (g)	H₂O%(h)		H₂O%(A)	
								W/V	W/W	W/V	W/W
H_2O					0.224	0.55					
CH_3OH					0.340	0.58					

六、注意事项

1. 组分流出顺序为空气、水、甲醇、乙醇。
2. 采用峰高定量时，待测峰的拖尾因子应在 0.95 ~ 1.05 之间。

七、思考题

1. 试述内标法的特点。
2. 试解释本实验色谱峰流出顺序为什么按水、甲醇、乙醇流出。

实训十六　气相色谱法测定维生素 E 含量

一、目的要求

1. 熟悉维生素 E 含量测定的方法。

2. 了解药品检验常用的气相色谱仪。

二、检测原理

1. **气相色谱原理** 气相色谱法的流动相为气体，称为载气；色谱柱分为填充柱和毛细管柱两种，填充柱内装吸附剂、高分子多孔小球或涂渍的载体。毛细管柱内壁或载体经涂渍或交联固定液。注入进样口的供试品被加热气化，并被载气带入色谱柱，在柱内各成分被分离后，先后进入检测器，色谱信号用记录仪或数据处理器记录。

2. **维生素 E** 属于脂溶性维生素类药物，为苯并二氢吡喃醇衍生物，因其在苯环上有一个乙酰化酚羟基，在一定条件下可水解生成生育酚，故这类化合物又叫生育酚。用气相色谱测定维生素 E，可除去杂质影响，专属性强，为多国药典所采用。《中国药典》(2010 年版)以正三十二烷为内标物测定维生素 E 的含量。

三、仪器与试剂

1. **仪器** 102G 型气相色谱仪(或其他型号气相色谱仪)、氢火焰检测器、高纯氧气、空气压缩机；2% OV – 17Gas cheom 60 ~ 80 目 2m 玻璃气相色谱柱。

2. **试剂** 维生素 E 对照品、正三十二烷、维生素 E 试样(片剂、注射液)。

四、操作步骤

1. **制备内标溶液** 精密称取正三十二烷 100mg 于 100ml 量瓶中，加正己烷适量溶解后，稀释至刻度，作为内标溶液。

2. **对照品溶液的制备** 精密称取维生素 E 对照品 20mg，精密称定，置棕色具塞锥形瓶中，精密加入内标溶液 10ml，密塞，振摇使溶解。

3. **制备试样溶液**

(1)片剂 取维生素 E 试样 10 片，精密称定，研细，精密称取适量(约相当于维生素 E 20mg)，置棕色具塞锥形瓶中，精密加入内标溶液 10ml，密塞，振摇使维生素 E 溶解，静置，备用。

(2)注射液 精密量取样品 2ml，置棕色具塞瓶中，精密加入内标溶液 50ml，密塞，摇匀。

4. **系统适用性试验及校正因子计算** 以氮气为载气，柱温为 265℃，进样口及检测器温度均为 300℃，待仪器稳定 10 ~ 20 分钟后，取对照品溶液 1 ~ 3μl 注入色谱仪，同时，启动色谱工作站，待维生素 E 峰回到基线后，停止记录色谱图，通过工作站自动计算或通过色谱图计算维生素 E 的理论板数及与内标的分离度(理论板数按维生素 E 的峰计算应不低于 500，维生素 E 与内标物质峰的分离度应大于 2.0)。

当色谱条件稳定，并且满足系统适用性要求即可根据维生素峰及内标峰面积及重量计算校正因子。

$$f_i = \frac{A_s m_i}{A_i m_s}$$

5. 试样的测定　按照 102G 型气相色谱仪(或其他型号气相色谱仪)的操作规程开机，吸取试样溶液 1～3μl 进样，按下式计算维生素 E 试样的含量。

$$维生素 E\% = \frac{f_i A_i m_s \times 平均片重}{A_{内标} \times m_{试样} \times 标示量} \times 100\%$$

五、数据记录

记录色谱图，将测定的有关数据及其处理结果填入下表。

1. 片剂的测定

峰面积	1	2	3	平均值	维生素 E%
内标					
试样					

2. 注射液的测定

峰面积	1	2	3	平均值	维生素 E%
内标					
试样					

六、思考题

1. 本实验计算含量的方法与外标法有何区别？为什么？
2. 为何在本实验中采用内标法而不用外标法？

实训十七　复方丹参片中丹参素的分离与含量测定

一、目的要求

1. 学会高效液相色谱仪的操作技术。
2. 掌握高效液相色谱外标一点法定量的基本原理。
3. 熟悉高效液相色谱法在药品成分分离与含量测定中的应用。

二、检测原理

丹参素是复方丹参片的有效成分之一，学名叫丹参酮 II_A。《中国药典》(2010 年版)规定，用高效液相色谱法测定复方丹参片中丹参酮 II_A 的含量，理论塔板数按丹参酮 II_A 峰计算应不低于 2000，复方丹参片中丹参酮 II_A 含量不得少于 0.20 毫克/片。

本实验采用外标一点法定量，分别精密称取一定质量的对照品和供试品，用甲醇配制成溶液，在完全相同的色谱条件下，精密吸取相同体积的对照品溶液和样品溶液分别进样，测定峰面积，用外标一点法计算含量。

样品溶液中丹参酮II_A的浓度为：

$$c_{供} = c_{对} \times \frac{A_{供}}{A_{对}}$$

故复方丹参片中丹参素（丹参酮II_A）的含量：

$$丹参素（mg/片） = \frac{c_{供} \times V_{供} \times 10^{-3}}{W_{取样量}} \times 平均片重 = c_{对} \times \frac{A_{供}}{A_{对}} \times \frac{V_{供} \times 10^{-3}}{W_{取样量}} \times 平均片重$$

上式中：$c_{供}$为供试品溶液中待测组分的浓度（mg/ml）；$c_{对}$为对照品溶液的浓度（mg/ml）；$V_{供}$为供试品溶液的体积；$W_{取样量}$为供试品称取量（g）。

三、仪器与试剂

1. 仪器　高效液相色谱仪、ODS 柱、紫外检测器、电子天平、棕色容量瓶、25ml移液管。

2. 试剂　丹参酮II_A对照品、复方丹参片、甲醇（分析纯）、甲醇（色谱纯）、纯化水。

四、操作步骤

1. 色谱条件　流动相：甲醇 – 水（73:27）；流速：1ml/min；检测波长：270nm；进样量：20μl；柱温：30℃。

2. 对照品溶液的制备　取丹参酮II_A对照品适量，精密称定，用甲醇溶解，用棕色容量瓶制成约为 20μg/ml 的溶液。

3. 供试品溶液的制备　取本品 20 片，精密称定，去薄膜衣，研细，精密称取约 1g，置具塞棕色瓶中，精密加入甲醇 25.00ml，密塞，精密称定，超声处理 15分钟，冷却至室温，加甲醇补充损失的重量，摇匀，滤过，取续滤液，置于棕色瓶备用。

4. 测定　按照高效液相色谱仪的操作规程操作仪器，分别精密吸取对照品溶液与供试品溶液 20μl 进样测定。各种溶液重复测定 3 次。

五、数据记录

根据实训操作和检测原理的计算公式，把有关的测量数据和处理结果填入下面的空格或表格。

丹参酮II_A对照品的质量_____ g，定容体积_____ ml，则 $c_{对}$ = ____ mg/ml。

平均片重_____ g，供试品称取量 $W_{取样量}$_____ g，供试品溶液体积 $V_{供}$为 25.00ml。

组分	峰面积 A			峰面积平均值 A	丹参素含量
	1	2	3		（毫克/片）
对照品溶液					
供试品溶液					

六、注意事项

1. 流动相需经超声脱气后方能使用。
2. 进样前，用流动相冲洗六通阀。
3. 本实训所用的进样定量管为 $20\mu l$，应注入约 $50\mu l$ 进样溶液。

七、思考题

1. 试述高效液相色谱仪的主要部件及其作用。
2. 根据检测结果，判定复方丹参片供试品是否符合药典要求。

实训十八　复方阿司匹林片中有效成分的含量测定

一、目的要求

1. 学会复方制剂含量测定的操作技术。
2. 掌握高效液相色谱内标法定量的基本原理。
3. 熟悉内标法和外标一点法的优缺点。

二、检测原理

复方阿司匹林片，又名解热止痛片或 APC 片，是由阿司匹林（乙酰水杨酸，A）、非那西丁（P）和咖啡因（C）制成的一种解热镇痛药。本实训用高效液相色谱仪分离供试品的各种成分，乙酰氨基酚作内标物，紫外检测器测定色谱峰面积，内标法求算 APC 片中有关组分的含量。

向一定质量 m 的供试品中准确加入一定质量 m_s 的内标物，混匀，进行色谱分离，测得待测组分的峰面积 A_i 和内标物的峰面积 A_s，与待测组分质量 m_i 之间的关系为：

1. 每片含量

$$每片含量（毫克/片）= \frac{A_i f_i}{A_s f_s} \times m_s \times \frac{W/n}{m}$$

式中，n 为所取阿司匹林药品的片数，W/n 为平均片重（克/片），其中 W 为 n 片的总质量，m 为称取供试品的质量。

各组分的重量校正因子已由实验测定，结果如下：

$$f_A = 7.01, \; f_P = 1.07, \; f_c = 0.44, \; f_s = 1.00$$

A、P、C、S 分别代表阿司匹林、非那西汀、咖啡因、对乙酰氨基酚。

2. 标示含量 药典规定，制剂中各组分含量用标示含量（相当于标示量的百分含量）表示。

$$标示含量\% = \frac{每片含量}{标示量} \times 100\%$$

上式中的"标示量"为药品生产商对复方 APC 片剂各有效成分的标示量。

三、仪器与试剂

1. 仪器 Agilent1100 型高效液相色谱仪、ODS 柱、紫外检测器、电子天平、带塞锥形瓶、容量瓶。

2. 试剂 0.01mol/L KH_2PO_4 溶液，甲醇，氯仿－无水乙醇（1:1），APC 片，阿司匹林、非那西汀、咖啡因和对乙酰氨基酚标准品。

四、操作步骤

1. 色谱条件 流动相：0.01mol/L KH_2PO_4 溶液（pH = 2.3）：甲醇（74:26 体积比）；流速：1ml/min；进样量：20μl；检测波长：285nm；参比波长：360nm；柱温：25℃。

2. 标准品溶液制备 按药典规定每片 APC 中各成分的含量，精密称取标准品阿司匹林约 0.250g，非那西汀约 0.160g，咖啡因约 0.035g 和对乙酰氨基酚约 0.035g，将称好的上述标准品置于 100ml 容量瓶中，加入氯仿－无水乙醇（1:1）溶解，定容，摇匀备用。

3. 供试品溶液的配制 取复方阿司匹林片剂 10 片，精密称重后置乳钵中研成细粉。精密称取约平均片重量的粉末，置 15ml 带塞锥形瓶中，加入 40ml 氯仿－无水乙醇（1:1）溶剂，振摇 5 分钟，放置 5 分钟，再振摇 5 分钟，放置 5 分钟。将上清液滤至 100ml 容量瓶中（事先加入对乙酰氨基酚内标物约 0.035g）。用上述溶剂 20ml 提取锥形瓶中的沉淀，上清液滤至容量瓶中。再用上述溶剂 20ml 提取锥形瓶中的沉淀，然后将沉淀及提取液一并倒入漏斗中，用溶剂洗涤锥形瓶及滤渣，定容，摇匀备用。

4. 分析 按照高效液相色谱仪的操作规程操作仪器，在规定的色谱条件下，分别精密吸取对照品溶液与供试品溶液 20μl 进样测定。根据标准品溶液各组分的峰位，确定供试品溶液各组分的峰位并记录其对应的峰面积。各种溶液重复测定 3 次。

五、数据记录

根据实训操作和检测原理给出的计算公式，把有关的测量数据和处理结果填入下面空格或表格。

平均片重 $W/n = $ _____（克/片），称取供试样品质量 $m = $ _____（g）。

供试品溶液的组分	峰面积 A			峰面积平均值 A	每片制剂含量（毫克/片）	标示量（%）
	1	2	3			
A						
P						
C						
S					—	—

六、注意事项

1. 流动相需经 0.45μm 滤膜减压过滤、脱气后方能使用。

2. 流动相的组成和 pH 对组分的滞留和分离影响很大，实训时应注意控制实验条件。

3. 阿司匹林易水解，水杨酸易被氧化，用甲醇配制的储备液在冰箱中可储存一周。

七、思考题

试比较外标法一点法与内标法的优缺点。

实训十九　　抑肽酶有关物质的检查

一、目的要求

1. 熟悉抑肽酶有关物质的检查方法。

2. 学会正确使用毛细管电泳仪。

二、检测原理

《中国药典》(2010 年版)首次用毛细管电泳法测定抑肽酶中的去丙氨酸－去甘氨酸－抑肽酶和去丙氨酸－抑肽酶。

三、仪器与试剂

1. 仪器　毛细管电泳仪。

2. 试剂　抑肽酶试样及抑肽酶对照品、120mmol/L 磷酸二氢钾缓冲液(pH2.5)。

四、操作步骤

取本品，加水溶解并制成每 1ml 中约含 5 单位的溶液，作为供试品溶液，另取抑肽酶对照品，用水溶解并制成每 1ml 中含 5 单位的溶液，作为对照品溶液，照毛细管电泳法测定，使用熔融石英毛细管为分离柱(75μm×60cm，有效长度 50cm)，以 120mmol/L 磷酸二氢钾缓冲液(pH2.5)为电极液，检测波长为 214nm，毛细管温度为 30℃，分离电压为 12kV。去丙氨酸－去甘氨酸－抑肽酶峰相对抑肽酶峰的保留时间为 0.98，去丙氨酸－抑肽酶峰相对抑肽酶峰的保留时间为 0.99，去丙氨酸－去甘氨酸－抑肽酶峰和去丙氨酸－抑肽酶峰间的分离度应大于 0.8，去丙氨酸－抑肽酶峰和抑肽酶峰间的分离度应大于 0.5。抑肽酶峰的拖尾因子不得大于 3。

进样端为正极，1.5kPa 压力进样，进样时间为 3 秒。每次进样前依次用 0.1mol/L 氢氧化钠溶液、去离子水和电极液清洗毛细管柱 2 分钟、2 分钟和 5 分钟。供试品电泳谱图中，按公式 $100(r_i/r_s)$ 计算，其中 r_i 为去丙氨酸－去甘氨酸－抑肽酶或去丙氨酸－

抑肽酶的校正峰面积(峰面积/迁移时间),r_s为去丙氨酸 – 去甘氨酸 – 抑肽酶、去丙氨酸 – 抑肽酶与抑肽酶的校正峰面积总和。去丙氨酸 – 去甘氨酸 – 抑肽酶的量不得大于8.0%,去丙氨酸 – 抑肽酶的量不得大于7.5%。

五、数据记录

根据实训操作和检测原理的计算公式,把有关的测量数据和处理结果填入下面空格。

去丙氨酸 – 去甘氨酸 – 抑肽酶峰相对抑肽酶峰的保留时间_____ 分钟,去丙氨酸 – 抑肽酶峰相对抑肽酶峰的保留时间为_____ 分钟,去丙氨酸 – 去甘氨酸 – 抑肽酶峰和去丙氨酸 – 抑肽酶峰间的分离度为_____,去丙氨酸 – 抑肽酶峰和抑肽酶峰间的分离度为_____,去丙氨酸 – 去甘氨酸 – 抑肽酶或去丙氨酸 – 抑肽酶的校正峰面积 r_i 为_____,r_s为去丙氨酸 – 去甘氨酸 – 抑肽酶、去丙氨酸 – 抑肽酶与抑肽酶的校正峰面积总和为_____。

六、注意事项

1. 检测结束后,将毛细管用水冲洗5分钟或更长时间,并在充满水的条件下,两端浸入水中保存。如长期不用,应将毛细管用氮气吹干保存。

2. 如不做分离、检测,应将紫外灯关闭,以延长紫外光源使用寿命。

3. 柱温不应比室温低5℃,低温会引起冷凝,从而导致卡盒接口处高压放电。

七、思考题

毛细管电泳法与高效液相色谱法的检测原理相同吗?请简要说明。

附　　录

附录一　药品检验基本常识

一、药品检验的工作机构

(一)法定机构

1. 中国食品药品检定研究院。
2. 省、市、自治区食品药品检验所。

(二)非法定机构

1. QA　即英文 Quality Assurance 的简称，中文意义是质量保证，它不需要懂得仪器的操作，只要知道成品和原料的指标，并用 QC 提供的数据来判断原料和成品是否合格同意进厂或出厂。

2. QC　即英文 Quality Control 的简称，中文意义是质量检验。

QA 和 QC 都是在制药厂中用的名词。

二、药品检验工作的基本程序

药品检验工作的基本程序包括：取样、外观性状观测、鉴别、检查、含量测定、写出检验结果和检验报告书等。

1. 取样　取样时应注意：

代表性：试样能够代表备检药品的整体情况。

取样量：3 倍化验量。

取样记录：应及时、准确，确保品名、批号、数量及包装等各项记录准确无误。

2. 性状观测　观察外观、颜色、嗅和味、溶解度，并测定物理常数。不仅对药品具有鉴别意义，而且能反映药品的纯度。

3. 鉴别　根据药品质量标准中鉴别项下规定的试验方法，逐项检验，结合性状观测结果对药物及其制剂的真伪进行判断。鉴别的目的是判断已知药物的真伪。

4. 检查　包括有效性、均一性、纯度要求及安全性四个方面。

纯度要求即药物的杂质检查，指的是对药品在生产过程或贮存过程中可能引入的一些杂质进行限量检查；常规的有干燥失重、炽灼残渣、易炭化物、重金属、砷盐、铁盐、氯化物、硫酸盐、溶液澄清度与溶液颜色、残留溶剂等。

5. **含量测定**　准确测定有效成分的含量，常用化学测定法和仪器分析测定法。

6. **填写检验报告书**　根据上述检验结果，按照药品检验报告书的规定逐项填写，详细列出检验项目、检验数据、标准规定和项目结论，并对供试品质量作出明确的技术鉴定结论。

三、药品检验原始记录的书写

药品检验记录是出具药品检验报告书的依据，书写药品检验原始记录应做到：

1. 记录原始、数据真实，内容完整、齐全，书写清晰、整洁、无涂改。

2. 应及时、完整地记录实验数据和实验现象，严禁事先记录、事后补记或转抄。

3. 如发现记录有误，可用单线或双线划去并保持原有的字迹可辨，并在其上方写上正确的内容并签署姓名，不得刮、擦、抹、涂、改。

4. 检验结果(包括必要的复试)，无论成败，均应详细记录、保存。对舍弃的数据或失败的试验，应及时分析其可能的原因，并在原始记录上注明。

5. 每个检验项目均应写明标准中规定的限度或范围，根据检验结果作出单项结论(符合规定或不符合规定)。

6. 检验原始记录中，可按试验的先后，依次记录各检验项目，不强求与标准上的顺序一致。项目名称应按药品标准规范书写，不得采用习惯用语，如将片剂的"重量差异"记成"片重差异"，再如将"崩解时限"写成"崩解度"等。

7. 各类专用检验记录表格，应用蓝黑墨水或碳素笔书写(显微绘图可用铅笔)；微机打印的数据或图谱，应剪贴于记录本的适宜处并有操作者签名。

8. 药品检验原始记录中，应先写明检验依据，列出标准名称、版本和页数，核对依据的标准是否正确。

9. 药品检验原始记录中，应对环境条件(室温、相对湿度如有要求)、实验条件(如实验温度、仪器名称、型号)如实记录，如遇反常现象，应详细记录。凡是用于提供检测数据的仪器，使用时应在检验记录中注明使用的仪器名称、仪器编号、仪器状态，并在仪器使用记录中记录使用日期、检品名称、检品编号、仪器状态。

10. 检验中使用的标准品或对照品，应记录其来源、批号和使用前的处理；用于含量(或效价)测定的，应注明其含量(或效价)和干燥失重等。

四、药品检验报告书的书写

药品检验报告书是对药品质量作出的技术鉴定，是具有法律效力的技术文件，应长期保存。报告书应做到数据完整、字迹清晰、用语规范、结论明确。

药品检验报告书应涵盖以下内容：

1. 标题　即检验机构名称，如"××药品检验所(或制药厂)药品检验报告"。

2. 检品名称　按法定名称，即按质量标准上的名称书写。

3. 规格与批号　按质量标准规定，原料药注明供口服用或供注射用；片剂、胶囊剂注明含量；无规格应填写"/"。同时还应注明药品包装的形式及包装上的批号和效期。

4. 检验目的　抽验、委托检验、复验或注册检验。

5. 检品数量　指收到检品的原包装数乘以包装规格，如"50 片/瓶×3 瓶"，"15g/袋×20 袋"。

6. 检验项目　"全检"或"部分检验"。"单项检验"时直接填写检验项目名称。

7. 收检日期及报告日期　收检日期按收到检品的年月日填写，报告日期按所长或授权签字人审定签发报告书的日期填写。

8. 检验依据　即国家食品药品监督管理局批准的标准。已成册的写标准名称，"标准"的版本和部、册，如：《中国药典》2010 年版二部。单页的质量标准应写出标准名和标准编号，如"国家药品监督管理局标准(试行)WS－135(X－119)－2010"。

9. 检验结论　检验结论应包括检验依据和检验结论。

全检：本品按××检验，结果符合(或不符合)规定。

部分检验：本品按××检验上述项目，结果符合(或不符合)规定。

技术负责人(计量认证中称为授权签字人)签字及签发日期。

10. 其他　药品检验报告书应显示页码及总页数；满首页后可续页，注明"转下页"，续页注明"接上页"；若某页未满，下一行加盖"以下空白"印章；报告书(含副本)盖药品检验报告书专用章。

五、药品检验报告书的书写顺序

药品检验报告书纵向按【性状】、【鉴别】、【检查】、【含量测定】的顺序排列。各大项目下也应按标准中的顺序列入分项目名称。

附录二　常用式量表

分　子　式	分子量	分　子　式	分子量
$AgBr$	187.77	$KMnO_4$	158.03
$AgCl$	143.32	KNO_2	85.10
AgI	234.77	KOH	56.11
$AgNO_3$	169.87	K_2PtCl_6	486.00
Al_2O_3	101.96	$MgCO_3$	84.31
As_2O_3	197.84	$MgCl_2$	95.21
$BaCl_2 \cdot 2H_2O$	244.27	$MgSO_4 \cdot 7H_2O$	246.47
BaO	153.33	$MgNH_4PO_4 \cdot 6H_2O$	245.41
$Ba(OH)_2 \cdot 8H_2O$	315.47	MgO	40.30
$BaSO_4$	233.39	$Mg(OH)_2$	58.32

续表

分 子 式	分 子 量	分 子 式	分 子 量
$CaCO_3$	100.09	$Na_2P_2O_7$	222.55
CaO	56.08	$Na_2B_4O_7 \cdot 10H_2O$	381.37
$Ca(OH)_2$	74.09	$NaBr$	102.89
CO_2	44.01	$NaCl$	58.44
CuO	79.55	Na_2CO_3	105.99
Cu_2O	143.09	$NaHCO_3$	84.01
$CuSO_4 \cdot 5H_2O$	249.68	$Na_2HPO_4 \cdot 12H_2O$	358.14
FeO	71.85	$NaNO_2$	69.00
Fe_2O_3	159.69	Na_2O	61.98
$FeSO_4 \cdot 7H_2O$	278.01	$NaOH$	40.00
$FeSO_4 \cdot (NH_4)_2SO_4 \cdot 6H_2O$	392.13	H_2SO_4	98.07
H_3BO_3	61.83	I_2	253.81
HCl	36.46	$KAl(SO_4)_2 \cdot 12H_2O$	474.38
$HClO_4$	100.47	KBr	119.00
HNO_3	63.02	$KBrO_3$	167.00
H_2O	18.01528	KCl	74.55
H_2O_2	34.01	$KClO_4$	138.55
H_3PO_4	98.00	$KSCN$	97.18
K_2CO_3	138.21	PbO_2	239.20
K_2CrO_4	194.19	$PbSO_4$	303.26
$K_2Cr_2O_7$	294.18	P_2O_5	141.94
KH_2PO_4	136.09	SiO_2	60.08
$KHSO_4$	136.16	SO_2	64.06
KI	166.00	SO_3	80.06
KIO_3	214.00	ZnO	81.38
$KIO_3 \cdot HIO_3$	389.91	$HC_2H_3O_2$	60.05
$Na_2S_2O_3$	158.10	$H_2C_2O_4 \cdot 2H_2O$(草酸)	126.07
$Na_2S_2O_3 \cdot 5H_2O$	248.17	$KHC_4H_4O_6$(酒石酸氢钾)	188.18
NH_3	17.03	$KHC_8H_4O_4$(邻苯二甲酸氢钾)	204.44
NH_4Cl	53.49	$K(SbO)C_4H_4O_6 \cdot 1/2H_2O$	333.94
NH_4OH	35.05	(酒石酸锑钾)	
$(NH_4)_3PO_4 \cdot 12MoO_3$	1876.35	$Na_2C_2O_4$(草酸钠)	134.00
$(NH_4)_2SO_4$	132.13	$NaC_7H_5O_2$(苯甲酸钠)	144.41
$PbCrO_4$	323.19	$Na_3C_6H_5O_7 \cdot 2H_2O$(枸橼酸钠)	294.12

附录三　标准电极电位表(298.15K)

编号	电极反应	$\varphi^{\ominus}/V$
1	$Li^+ + e = Li$	-3.024
2	$K^+ + e = K$	-2.924
3	$Ba^{2+} + 2e = Ba$	-2.90
4	$Ca^{2+} + 2e = Ca$	-2.87
5	$Na^+ + e = Na$	-2.714
6	$Mg^{2+} + 2e = Mg$	-2.34
7	$Al^{3+} + 3e = Al$	-1.67
8	$ZnO_2^{2-} + 2H_2O + 2e = Zn + 4OH^-$	-1.216
9	$Sn(OH)_6^{2-} + 2e^- = HSnO_2^- + 3OH^- + H_2O$	-0.96
10	$SO_4^{2-} + H_2O + 2e = SO_3^{2-} + 2OH^-$	-0.90
11	$2H_2O + 2e = H_2 + 2OH^-$	-0.828
12	$HSnO_2^- + H_2O + 2e = Sn + 3OH^-$	-0.79
13	$Zn^{2+} + 2e = Zn$	-0.762
14	$Cr^{3+} + 3e = Cr$	-0.71
15	$AsO_4^{3-} + 2H_2O + 2e = AsO_2^- + 4OH^-$	-0.71
16	$SO_3^{2-} + 3H_2O + 6e = S^{2-} + 6OH^-$	-0.61
17	$2CO_2 + 2H^+ + 2e = H_2C_2O_4$	-0.49
18	$Fe^{2+} + 2e = Fe$	-0.441
19	$Cr^{3+} + e = Cr^{2+}$	-0.41
20	$Cd^{2+} + 2e = Cd$	-0.402
21	$Cu_2O + H_2O + 2e = 2Cu + 2OH^-$	-0.361
22	$AgI + e = Ag + I^-$	-0.151
23	$Sn^{2+} + 2e = Sn$	-0.140
24	$Pb^{2+} + 2e = Pb$	-0.126
25	$CrO_4^{2-} + 4H_2O + 3e = Cr(OH)_3 + 5OH^-$	-0.12
26	$Fe^{3+} + 3e = Fe$	-0.036
27	$2H^+ + 2e = H_2$	0.0000
28	$NO_3^- + H_2O + 2e = NO_2^- + 2OH^-$	0.01
29	$AgBr + e = Ag + Br^-$	0.073
30	$S + 2H^+ + 2e = H_2S$	0.141
31	$Sn^{4+} + 2e = Sn^{2+}$	0.15
32	$Cu^{2+} + e = Cu^+$	0.167
33	$S_4O_6^{2-} + 2e = 2S_2O_3^{2-}$	0.17
34	$SO_4^{2-} + 4H^+ + 2e = H_2SO_3 + H_2O$	0.20

编号	电极反应	$\varphi^{\ominus}/V$
35	$AgCl + e = Ag + Cl^-$	0.222
36	$IO_3^- + 3H_2O + 6e = I^- + 6OH^-$	0.26
37	$Hg_2Cl_2 + 2e = 2Hg + 2Cl^-$	0.267
38	$Cu^{2+} + 2e = Cu$	0.345
39	$[Fe(CN)_6]^{3-} + e = [Fe(CN)_6]^{4-}$	0.36
40	$2H_2SO_3 + 2H^+ + 4e = 3H_2O + S_2O_3^{2-}$	0.40
41	$O_2 + 2H_2O + 4e = 4OH^-$	0.401
42	$2BrO^- + 2H_2O + 2e = Br_2 + 4OH^-$	0.45
43	$4H_2SO_3 + 4H^+ + 6e = 6H_2O + S_4O_6^{2-}$	0.48
44	$Cu^+ + e = Cu$	0.522
45	$I_2 + 2e = 2I^-$	0.534
46	$I_3^- + 2e = 3I^-$	0.535
47	$MnO_4^- + e = MnO_4^{2-}$	0.54
48	$H_3AsO_4 + 2H^+ + 2e = H_3AsO_3 + H_2O$	0.559
49	$IO_3^- + 2H_2O + 4e^- = IO^- + 4OH^-$	0.56
50	$MnO_4^- + 2H_2O + 3e = MnO_2 + 4OH^-$	0.57
51	$BrO^- + 3H_2O + 6e = Br^- + 6OH^-$	0.61
52	$ClO_3^- + 3H_2O + 6e = Cl^- + 6OH^-$	0.62
53	$O_2 + 2H^+ + 2e = H_2O_2$	0.682
54	$Fe^{3+} + e = Fe^{2+}$	0.771
55	$Hg_2^{2+} + 2e = 2Hg$	0.789
56	$Ag^+ + e = Ag$	0.7991
57	$2Hg^{2+} + 2e = Hg_2^{2+}$	0.920
58	$NO_3^- + 3H^+ + 2e^- = HNO_2 + H_2O$	0.94
59	$HIO + H^+ + 2e = I^- + H_2O$	0.99
60	$HNO_2 + H^+ + 2e = NO + H_2O$	1.00
61	$Br_2 + 2e = 2Br^-$	1.0652
62	$IO_3^- + 6H^+ + 6e = I^- + 3H_2O$	1.085
63	$IO_3^- + 6H^+ + 5e = 1/2I_2 + 3H_2O$	1.195
64	$O_2 + 4H^+ + 4e = 2H_2O$	1.229
65	$MnO_2 + 4H^+ + 2e = Mn^{2+} + 2H_2O$	1.23
66	$HBrO + H^+ + 2e = Br^- + H_2O$	1.33
67	$Cr_2O_7^{2-} + 14H^+ + 6e = 2Cr^{3+} + 7H_2O$	1.33
68	$ClO^- + 8H^+ + 2e = 1/2Cl_2 + 4H_2O$	1.34
69	$Cl_2 + 2e = 2Cl^-$	1.3595
70	$BrO_3^- + 6H^+ + 6e = Br^- + 3H_2O$	1.44

编号	电极反应	$\varphi^{\ominus}/V$
71	$ClO_3^- + 6H^+ + 6e = Cl^- + 3H_2O$	1.45
72	$HIO + H^+ + e = 1/2I_2 + H_2O$	1.45
73	$PbO_2 + 4H^+ + 2e = Pb^{2+} + 2H_2O$	1.455
74	$ClO_3^- + 6H^+ + 5e = 1/2Cl_2 + 3H_2O$	1.47
75	$HClO + H^+ + 2e = Cl^- + H_2O$	1.49
76	$MnO_4^- + 8H^+ + 5e = Mn^{2+} + 4H_2O$	1.51
77	$BrO_3^- + 6H^+ + 5e = 1/2Br_2 + 3H_2O$	1.52
78	$HBrO + H^+ + e = 1/2Br_2 + H_2O$	1.59
79	$Ce^{4+} + e = Ce^{3+}$	1.61
80	$2HClO + 2H^+ + 2e = Cl_2 + 2H_2O$	1.63
81	$Pb^{4+} + 2e = Pb^{2+}$	1.69
82	$MnO_4^- + 4H^+ + 3e = MnO_2 + 2H_2O$	1.695
83	$H_2O_2 + 2H^+ + 2e = 2H_2O$	1.77
84	$S_2O_3^{2-} + 2e = 2SO_4^{2-}$	2.01
85	$O_3 + 2H^+ + 2e = O_2 + H_2O$	2.07
86	$F_2 + 2e = 2F^-$	2.87

参 考 文 献

[1] 国家药典委员会. 中华人民共和国药典. 北京：中国医药科技出版社，2010

[2] 中国药品生物制品检定所，中国药品检验总所. 药品检验仪器操作规程. 北京：中国医药科技出版社，2010

[3] 中国药品生物制品检定所，中国药品检验总所. 中国药品检验标准操作规程. 北京：中国医药科技出版社，2010

[4] 毛金银，杜学勤. 仪器分析技术. 北京：中国医药科技出版社，2013

[5] 黄世德，梁生旺. 分析化学. 北京：中国中医药出版社，2005

[6] 曾娅莉. 仪器分析概论. 北京：中国医药科技出版社，2011

[7] 潘国石. 分析化学. 北京：人民卫生出版社，2010

[8] 李维斌. 分析化学. 北京：高等教育出版社，2005

[9] 谢庆娟，杨其绛. 分析化学. 北京：人民卫生出版社，2008

[10] 张龙. 分析化学. 北京：高等教育出版社，2012

[11] 李自刚，弓建红. 现代仪器分析技术. 北京：中国轻工业出版社，2011

[12] 李景虹，邓勃. 现代仪器分析实验与技术. 第2版. 北京：清华大学出版社，2006

[13] 曾元儿，张凌. 分析化学. 北京：科学教育出版社，2010

[14] 甄汉深，贡济宇. 药物分析学. 北京：中国中医药出版社，2011

[15] 王玉萍，马飞，赵鹏. 检验仪器故障分析与判断. 中国医学装备，2011，8(7)：96~98

[16] 邱颖. 红外光谱技术应用的进展. 环境科学导刊，2008，27：25